协和专家教你

糖尿病

饮食+运动+中医调养

300招

李宁 潘娜 主编

中国轻工业出版社

前言

糖尿病是因胰岛素的产生与作用障碍而表现的一种慢性代谢疾病。如今，糖尿病已成为全球最普遍的疾病之一，而中国则是糖尿病发病人数最多的国家，并且呈现人数多、增长快、年轻化、2 型糖尿病（非胰岛素依赖型糖尿病）患者多等特点。与此同时，很多人对糖尿病的认识还比较粗浅，因此，对我们每个人来说，系统地认识糖尿病并且通过改进我们的生活方式来进行科学防治非常有必要。

糖尿病通俗上讲是一种"生活方式病"，目前不能根治，需要终身治疗。急则治标，必要的时候需要进行降糖药物治疗，然而降糖药物或多或少地会对人体产生一定的副作用。缓则治本，科学的运动治疗、营养管理、血糖监测以及中医调养则是可以长期执行的方法，可以从根本上提高身体的免疫力，改善体质，控制血糖，预防并发症。

糖尿病比较常见的症状是"三多一少"，即多尿、多饮、多食、体重下降。糖尿病前期的症状不明显，早期可以极大地改善病情，但半数以上的患者都是在糖尿病进行到中、晚期，已经出现糖尿病酮症酸中毒或微血管疾病等并发症才开始诊断和治疗，这时候虽然已经错过了治疗的黄金时期，但进行科学的饮食治疗和合适的运动，可以防治和减轻糖尿病并发症，同样具有重要的意义。

本书以"300 招"的形式，阐述了糖尿病的基础知识、饮食治疗、运动疗法以及中医调养这四个方面，还附带了控糖食谱以及具体的运动锻炼方法，中医调理药食同源养生方和中医穴位按摩也有介绍。

希望本书能够帮助糖尿病患者解决所遇到的问题，改善糖尿病症状，享受和健康人一样的幸福生活！

目录

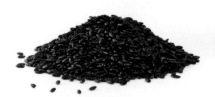

第一章
糖尿病基础知识

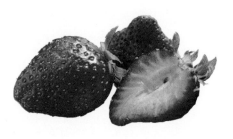

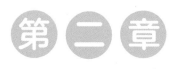

第二章
糖尿病饮食调理

第三章
糖尿病运动疗法

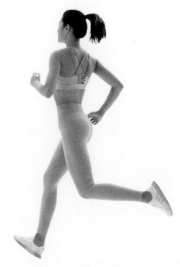

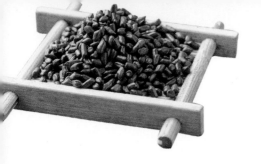

第四章
中医调养

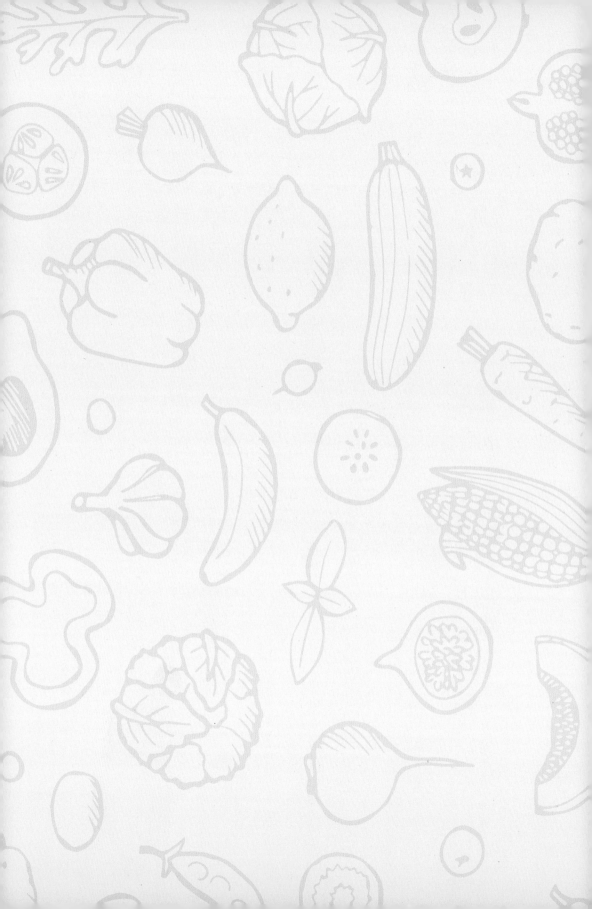

第一章

糖尿病基础知识

随着社会经济的飞速发展，人们的生活水平得到了显著提高，再加上我国人口结构老龄化，糖尿病渐渐发展成了"流行病"，发病率逐年递增且难以控制，我们每个人的身边都或多或少地有糖尿病患者，所以更应该充分地了解糖尿病的病因、发展、治疗及如何预防。

001^招 每个人都应该重视糖尿病

在当前全球糖尿病形势恶化的大环境下，中国成了世界上糖尿病患者人数最多的国家，达到一亿人以上，其中 2 型糖尿病①患者占糖尿病患者总人数 95% 以上。在世界范围内，糖尿病的死亡率紧随肿瘤、心血管疾病之后，居于第三位。

糖尿病年轻化的趋势

在过去，糖尿病多发于老年人群，可如今却在青壮年人群中高发，患病率快速增高，甚至很多儿童、青少年也有患病，每年儿童糖尿病患者以 3% 的比例递增，糖尿病已经成为仅次于哮喘的儿童第二大慢性疾病。

注①：2 型糖尿病，又名非胰岛素依赖型糖尿病，多在 40 岁以后发病。通常起病缓慢，易被忽视。

任何人都应该关注的糖尿病

糖尿病患病人数急剧增加，然而糖调节受损（糖尿病前期）的人数更多。因此，预防才是重中之重，如果在发病前期进行干预，则会大大减少糖尿病的发病率。但发现不及时的问题却是普遍存在的，初次就诊即确诊的糖尿病患者约半数以上已经伴随了一个或多个并发症。

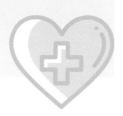

002^招 带你认识糖尿病

糖尿病属于中医消渴病的范畴，是消瘦伴有烦渴的意思。现代医学认为，糖尿病是遗传因素与环境因素长期共同作用而导致的一种慢性的、全身性的代谢性疾病。因胰岛素相对或者绝对不足，胰高血糖素不适当地分泌过多造成的双激素病。

患者常有糖、脂肪、蛋白质等代谢紊乱，严重时发生水、盐、酸碱代谢的全面紊乱。临床上可出现因高血糖和糖尿病所导致的"三多一少"，即多饮、多尿、多食、消瘦，以及糖尿病并发症症状。糖尿病控制不佳者可造成残疾或死亡。

胰岛素————

红细胞————

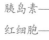

003^招 糖尿病的常见分型有哪些

1 型糖尿病

- 发病年龄一般在 30 岁前，12~14 岁为高峰期

- 必须使用胰岛素，所以也称为胰岛素依赖型糖尿病

- 通常起病较急，多饮、多尿、多食、体重减轻

- 单用口服降糖药一般无效

- 胰岛 β 细胞破坏，引起胰岛素绝对缺乏

2 型糖尿病

- 发病年龄一般在 40 岁以后，50 岁明显，60~69 岁为高峰期，近些年向年轻化发展

- 2 型糖尿病又称非胰岛素依赖型糖尿病

- 有遗传倾向

- 多数肥胖

- 胰岛素抵抗为主，伴有相对胰岛素缺乏，或胰岛素分泌不足为主，伴有或不伴有胰岛素抵抗

特殊类型糖尿病

根据病因和发病机制的不同，可分为 8 种类型

- 胰岛 β 细胞功能遗传缺陷

- 胰岛素作用遗传缺陷

- 胰腺外分泌疾病

- 内分泌疾病

- 药物或化学制剂所致

- 感染

- 免疫介导的罕见类型

- 其他遗传综合征伴随糖尿病

妊娠糖尿病

- 妊娠过程中出现的不同程度的糖耐量异常

- 大部分患者分娩后糖耐量恢复正常

- 病情严重与否直接影响胎儿的健康，可引起流产、早产、胎死宫内、巨大儿等

- 大约有 60% 的妊娠糖尿病患者会在分娩后 15 年内再次罹患糖尿病，且以 2 型糖尿病为主

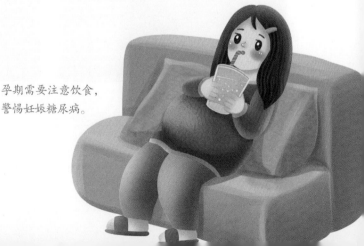

孕期需要注意饮食，
警惕妊娠糖尿病。

004^招了解糖尿病的病因

遗传

1 型糖尿病具有一定遗传性，而 2 型糖尿病较 1 型糖尿病的遗传倾向更强。

肥胖

肥胖使人更容易患上 2 型糖尿病。这是因为超重或肥胖造成体内贮存过量的脂肪。体内这些过量的脂肪会降低组织中胰岛素受体的敏感性，使胰岛素的作用效率下降，造成胰岛素相对不足。当餐后血糖升高时，正常分泌的胰岛素就不足以使血糖控制在正常范围，从而导致血糖升高。

感染

某些病毒感染是引起 1 型糖尿病的原因之一。当易感人群受到特定的病毒感染后，诱发胰岛 β 细胞发生自身免疫性炎症，从而破坏 β 细胞，造成其功能的损害，使胰岛素分泌缺乏，不能代谢血糖。

易怒

长期精神紧张、情绪波动过大，焦躁易怒的情绪，也容易血糖升高。这是因为紧张、愤怒等情绪可以导致肾上腺皮质激素分泌过多。肾上腺皮质激素是可以升高血糖的激素。另外，长期处于紧张和焦虑状态也会损害人体代谢功能，从而造成血糖异常。

应激

当人体受到重大的不良打击后，如严重外伤、大面积烧伤、多发性骨折、大手术或严重的慢性疾病等情况下。身体会做出应激反应，此时体内会分泌大量的各种激素，如甲状腺素、肾上腺皮质激素、生长激素、胰高血糖素等，以对抗创伤和疾病。这些激素均为升糖激素，此时在动员人体潜能的同时也会造成血糖升高。

005^招 什么是血糖

血糖

　　血糖是指血液内的葡萄糖。体内各组织细胞活动所需的能量大部分来自血糖, 所以血糖必须保持一定的水平才能维持各器官和组织的正常生理功能。

身体状况	血糖值	
	空腹	服糖后 2 小时
正常	<6.1 (毫摩尔 / 升)	<7.8 (毫摩尔 / 升)
糖耐量异常	6.1~6.9(毫摩尔 / 升)	7.8~11.0 (毫摩尔 / 升)
糖尿病	≥ 7.0 (毫摩尔 / 升)	≥ 11.1 (毫摩尔 / 升)

006^招 血糖的转化和去向

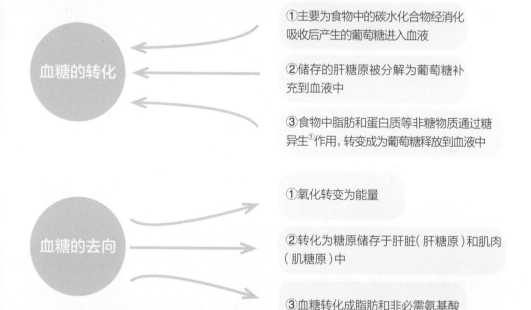

血糖的转化

①主要为食物中的碳水化合物经消化吸收后产生的葡萄糖进入血液

②储存的肝糖原被分解为葡萄糖补充到血液中

③食物中脂肪和蛋白质等非糖物质通过糖异生[①]作用, 转变成为葡萄糖释放到血液中

血糖的去向

①氧化转变为能量

②转化为糖原储存于肝脏(肝糖原)和肌肉(肌糖原)中

③血糖转化成脂肪和非必需氨基酸

　　注①: 糖异生是指把非糖物质, 如氨基酸、乳酸、丙酮酸及甘油等转变为葡萄糖的过程, 糖异生的最主要器官是肝脏。

007^招 血糖正常的运行

人体从食物中不断地摄取能量，但血糖水平始终维持在一定的范围内，这个稳态是体内多种组织和器官共同作用的结果。

食物经过咀嚼，口腔中的唾液淀粉酶将其中的少部分淀粉初步水解成为麦芽糖和葡萄糖。其余未被消化部分在小肠的肠腔内被分解成为麦芽糖和麦芽低聚糖，最后在小肠壁微绒毛上被彻底消化成葡萄糖。葡萄糖被小肠吸收进入血液。进入血糖的葡萄糖会刺激胰岛素分泌，然后在胰岛素的帮助下，这些血糖一部分用于合成肝糖原，还有一部分转变为脂肪作为能源贮备，最大的一部分进入细胞燃烧变成能量，以满足我们的需要。机体在充分利用这些葡萄糖的同时也维持了血糖的稳定和正常。

食物（糖类）
↓
进入体内
↓
消化酶
↓
分解
↓
葡萄糖
↓
小肠
↓
进入血液
↓
胰岛素
↓
进入各个组织细胞（供能）　→　剩余葡萄糖
↑
进入　→　肝脏　／　肌肉

肝脏
↓合成
肝糖原
↓维持血液
分解供能

肌肉
↓合成
肌糖原
↓运动时
分解供能

008 招 胰腺在人体中的作用

胰腺	外分泌腺	产生胰液: 是人体的消化液, 消化糖、脂肪、蛋白质
	内分泌腺（胰岛）	胰岛 β 细胞→产生胰岛素: 胰岛素是促进**合成**代谢、调节血糖稳定的主要激素
		胰岛 α 细胞→产生胰高血糖素: 胰高血糖素是促进**分解**代谢的激素, 促进人体脂肪和糖原的分解, 从而提升血糖和血脂浓度

009 招 胰岛素的作用

胰岛素促使全身组织细胞对葡萄糖的摄取和利用, 并抑制肝糖原分解以及糖异生。胰岛 β 细胞受内源性或外源性物质, 如葡萄糖、乳糖、核糖、精氨酸、胰高血糖素等的刺激而分泌胰岛素。分泌胰岛素的速度受血糖浓度的影响, 当血糖浓度升高时, 分泌胰岛素的速度则会加快。

1. 对糖的合成代谢

胰岛素能促进全身组织细胞对葡萄糖的摄取和利用, 加速葡萄糖合成肝糖原和肌糖原并贮存于肝和肌肉中, 还可以抑制糖原的分解和糖异生。

2. 对脂肪的合成代谢

胰岛素促进脂肪的合成与储存, 使血液中的脂肪酸减少, 同时抑制脂肪的分解氧化。

3. 对蛋白质的合成代谢

促进氨基酸进入细胞, 使细胞核的复制和转录过程加快, 促进蛋白质合成。还与生长素共同作用, 促进机体生长, 抑制蛋白质分解和肝糖异生。

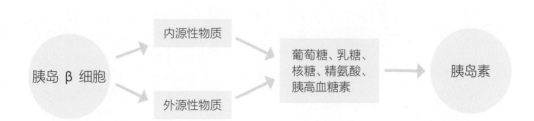

010^招 胰高血糖素的作用

胰高血糖素是促进分解代谢的激素，用以动员体内供能物质。

对糖的分解代谢

胰高血糖素能强烈促进肝糖原分解和糖异生，可使血糖明显增高。

对脂肪的分解代谢

能促进脂肪组织的水解和脂肪酸的氧化，使血中游离的脂肪酸增多，并促进肝脏摄取脂肪酸，以致肝脏储存甘油三酯。

对蛋白质的分解代谢

促进肝对蛋白质的主动摄取，为糖异生提供原料。

011^招 胰岛素、胰高血糖素与糖尿病的关系

胰岛素会抑制胰高血糖素分泌，同时胰高血糖素会促进胰岛素的分泌，所以不管是哪个环节出了问题，都将会导致血糖的升高。研究显示，在 2 型糖尿病患者和糖耐量减低的人群中，胰高血糖素分泌亢进，在进餐后非但不受胰岛素的抑制，反而进一步升高。故胰岛素和胰高血糖素的分泌异常共同导致了餐后高血糖的发生。这也是我们常说的"胰岛功能受损"。

012^招 什么是胰岛素抵抗

胰岛素促进周围组织对葡萄糖的摄取和利用的效率下降，或不能抑制糖原的分解，被称为胰岛素抵抗或胰岛素敏感性下降。

胰岛素抵抗的结果就是胰岛素增多，因为胰岛素不能发挥作用，必须要有更多的胰岛素产生才能达到降低血糖的效果，所以机体就开始拼命地生产胰岛素，以维持血糖的稳定。

013招 胰岛素抵抗的发生机制

生理性胰岛素抵抗	一般出现在应激情况，且是暂时性的	饥饿状态、精神创伤、手术、妊娠状态、青春期、饮酒	
病理性胰岛素抵抗	肥胖	特别是中心性肥胖、内脏脂肪增多的人群，这也是发生胰岛素抵抗的最主要的原因	衰老 遗传

014招 糖尿病发病的主要原因

当发生胰岛功能损害时，胰岛 β 细胞被大量破坏，导致胰岛素分泌量减少，从而引起高血糖；当胰岛素抵抗时，胰岛 β 细胞的数量和功能均为正常，但作用效率下降。此时机体为了降低血糖，就会分泌更多的胰岛素。也就是说，在胰岛素抵抗的情况下，体内胰岛素分泌不是减少了，而是更多了，只是作用效率下降而已。然而，由于胰岛细胞无休止的超负荷工作，最终会导致其发生"过劳死"。随之而来的就是胰岛素分泌真正的不足。

也就是说，糖尿病的发生有 2 个大的原因：胰岛细胞大量死亡造成的胰岛素分泌绝对不足和胰岛素抵抗导致的胰岛素分泌相对不足。也就是我们常说的 1 型糖尿病和 2 型糖尿病。一般成年肥胖者所患的多为 2 型糖尿病。

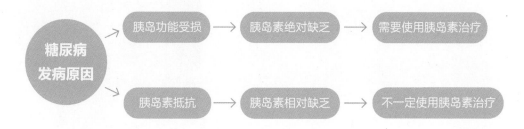

015 招 肥胖的定义及危害

肥胖是过多脂肪组织堆积的状态。如果热量的摄入超出了消耗，引起能量代谢失衡，就会产生肥胖。肥胖人群的增加是一个全球性的问题，尤其是儿童肥胖更应引起重视。肥胖会给身体带来很多疾病，如糖尿病、血脂异常、冠心病、高血压病等疾病，严重危害身体的健康。

016 招 肥胖与糖尿病的关系

肥胖是 2 型糖尿病发病的主要原因之一。肥胖患者体内过多的脂肪会释放抵抗胰岛素的物质，同时也会导致胰岛功能异常。当胰岛素抵抗伴有胰岛功能异常时，胰岛 β 细胞分泌的胰岛素不足以控制血糖达到正常水平，最终导致糖尿病。

调查结果显示：约 97% 的 2 型糖尿病患者超重或肥胖。肥胖患者又极易引发糖尿病并发症，如糖尿病合并高血压、糖尿病合并心脑血管疾病等。

017 招 肥胖导致糖尿病的发病机制

1. 肥胖者皮质醇分泌增加，导致胰岛素抵抗的同时进一步增加腹部脂肪堆积。

2. 肥胖者体内细胞对胰岛素的敏感度下降，影响摄取，并产生一定程度抵抗。

3. 脂肪组织可以分泌使血糖升高的激素，从不同层面影响胰岛素，降低胰岛素活性及敏感性。

4. 肥胖者血脂水平明显较高，特别是饱和脂肪酸，它会抑制葡萄糖的利用。

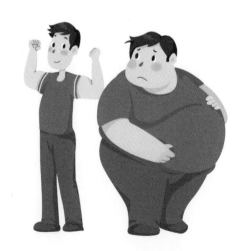

018^招 评定肥胖的指标

体重指数（BMI）与体内脂肪总量密切相关，计算公式为：

体重 _____（千克）÷[身高 _____（米）]^2= 体重指数 _____（千克/米^2）。

体重指数（BMI）的评定标准表

等级	BMI（千克/米^2）
低体重	< 18.5
正常体重	18.5~23.9
超重	24.0~27.9
肥胖	≥ 28.0

例如：BMI= 体重 80 千克 ÷[身高 1.75（米）× 身高 1.75（米）]=26.1，属于超重。

019^招 评定肥胖的指标——腰围

我国医学研究者发现，"细腿大肚子"是中国糖尿病患者的特征。

男性腰围≥ 85 厘米，女性腰围≥ 80 厘米为腹型肥胖的诊断分割点。

腰围高于标准值将会危害健康。

男性腰围 ≥ 85 厘米 **偏胖**	女性腰围 ≥ 80 厘米 **偏胖**

020^招消除肥胖是降低血糖的重要途径

2 型糖尿病的治疗以饮食疗法和运动疗法为主,这两种方法除了可以控制血糖,使血糖降低并延缓血糖上升的速度,还可以消除肥胖。饮食控制的主要目的是控制每日总热量的同时保证营养均衡,而运动则可以消耗多余的热量,提高机体的代谢率。所以,降低血糖和消除肥胖有着密切的关系,也可以说消除肥胖是降低血糖的途径。

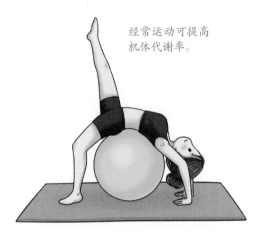

经常运动可提高机体代谢率。

021^招肥胖的治疗带给糖尿病患者的益处

1. 改善血糖控制:轻度的体重减低即可获得血糖水平的改善。

2. 降低空腹血胰岛素水平,增加胰岛素敏感性。

3. 减少内脏脂肪含量,进而改善胰岛素敏感性。

4. 减重可降低甘油三酯及低密度脂蛋白胆固醇,升高高密度脂蛋白胆固醇。

022^招 遗传与糖尿病的关系

无论是 1 型糖尿病还是 2 型糖尿病都与遗传因素有关，而且成年后发生的糖尿病与遗传因素的关系更为密切。所以本书将重点放在 2 型糖尿病发病机制上，因为此类患者占糖尿病患者的 95% 以上，并且 2 型糖尿病的遗传倾向比 1 型糖尿病更为明显。

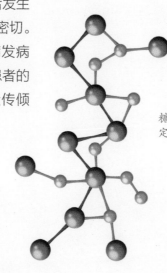

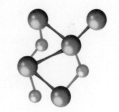

糖尿病具有一定的可遗传性。

023^招 有糖尿病家族史的人更具有易患性

糖尿病流行病学从种族糖尿病患病率、糖尿病家族史、糖尿病孪生子、糖尿病致病基因这四个方面调研，明确了 2 型糖尿病发病过程中遗传因素的作用。但却并未能明确 2 型糖尿病患者的致病基因，但可以确定的是，有糖尿病家族史的人比正常人更具有易患性。

024^招 有糖尿病家族史也无须过多担心

遗传学将遗传和环境变化结合在了一起。也就是说，即使有糖尿病家族史的人，如果采取健康的生活方式，比如健康饮食、避免肥胖、适量运动等，就能阻止罹患糖尿病。

025^招 养成健康的生活方式

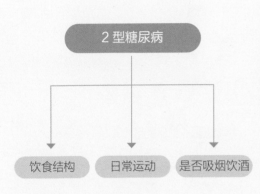

2 型糖尿病的发生主要和三大生活方式密不可分：饮食结构、日常运动量、是否吸烟饮酒。而形成健康的生活习惯和方式取决于每个人对健康的意识和对自己行为的掌控能力。为了自己身体的健康及为后代的健康着想，每个人都应该立刻开启健康的生活方式，避免甘肥厚腻、过量饮食，养成合理膳食、适量运动等正确的生活习惯。养成健康的生活方式是维护机体健康最基本的保障。

026^招 糖尿病的自我检测

糖尿病患者在接受医生、营养师等医疗人员的指导，确切地实行饮食疗法和运动疗法后，为了将血糖控制在正常范围内，以控制病情的发展，需要自行掌握身体情况，自我监测血糖状况是控制好血糖的关键步骤。

027^招 血糖监测的意义

葡萄糖的主要功能是氧化供能，全身各组织特别是脑、肾、红细胞、视网膜等合成糖的能力极低，需要从血液中摄取葡萄糖以供使用。当血糖浓度下降到一定程度时，就会严重影响这个组织的功能。而长期的高血糖则会导致多种器官的功能损害、功能紊乱和衰竭，尤其是眼、肾、神经、心脏和血管系统，所以血糖监测是极为重要的。并且血糖监测是糖尿病唯一可靠的诊断指标。

028 ^招 什么是空腹血糖

正常值：3.9~6.1 毫摩尔 / 升

空腹血糖是在最后一次进食 8~10 小时，不再有热量摄入时测定的血糖数值。一般在清晨 7~9 点空腹状态下检测，测前不要剧烈运动，并要注意空腹的时间不宜太长或太短，否则会影响结果的判定。

空腹血糖主要反映在没有饮食负荷的基础状态下的血糖水平，是糖尿病诊断和监控的重要依据，同时还能反映患者的胰岛素水平，判断病情变化，或检测药剂量是否合适。正常人血糖在空腹和餐后波动在 3.3~8.9 毫摩尔 / 升，这一狭窄的范围内，虽然受饮食、运动、饥饿、创伤、精神因素等多种影响，但血糖很少超出上述范围。

029 ^招 什么是餐后 2 小时血糖

正常值：4.4~7.8 毫摩尔 / 升

餐后 2 小时血糖是从吃的第一口饭开始计时，2 小时后检测的血糖。餐后 2 小时血糖受所摄入食物的种类、胃肠蠕动的速度、餐后的运动量和餐前血糖等多种因素影响。

餐后 2 小时血糖可反映胰岛 β 细胞分泌胰岛素的能力，并能反映进食及使用降糖药是否适合。

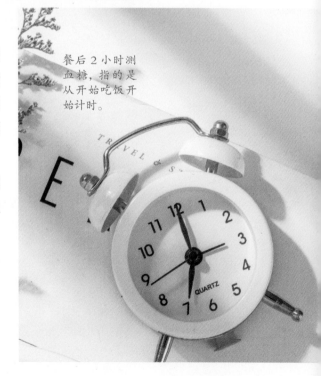

餐后 2 小时测血糖，指的是从开始吃饭开始计时。

030^招 如何使用血糖仪自我检测血糖

小型血糖测定仪由于体积小、使用方便，糖尿病患者在家里就可以操作，测定结果可作为治疗监测的参考指标。使用方法是患者自己用酒精棉签消毒左手无名指指端，然后以该手拇指挤压。右手持血糖仪采血笔扎破消毒好的指端，采血，等待一会儿，测定结果就会直接显示出来。患者不必到医院就可以随时知道自己血糖浓度的变化。目前，市场上有多种该类血糖测定仪，在使用前，应对其准确性予以校正。

031^招 自测血糖的小细节

糖尿病患者通过自我检测所获取的血糖及有关信息可以作为调整药物、饮食和活动量的依据，这样可以更全面地提高对病情的有效控制和对生活质量的调节能力。如何确保自测血糖的准确性呢？

自测血糖的小细节

1. 采血时不宜用碘酒消毒，可用酒精消毒，自然晾干后再开始采血。

2. 采血时根据皮肤薄厚调节采血笔的深浅度，做到采血适宜，以减少疼痛和测量误差。

3. 采血时不要过于紧张。

4. 血糖试纸要注意防潮，不要使用过期的试纸。

5. 及时给血糖仪更换电池。

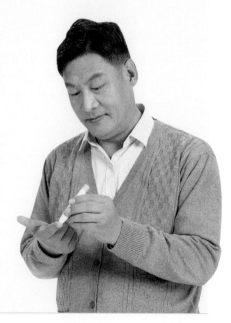

032 ^招 不必太过严格控制血糖的人群

老年人机体的整体反应较为迟缓，容易发生低血糖，但在早期却没有任何不适的症状，便不能在第一时间察觉，有可能直接造成低血糖昏迷。所以，老年人控制血糖不宜太过严格。

对于儿童，尤其是 6 岁以下的儿童，由于其机体反馈系统不健全，易发生低血糖。另外，低血糖会引起儿童智力受损，因此儿童控制血糖也不必太过严格。

033 ^招 糖尿病不可怕，可怕的是糖尿病并发症

急性并发症及症状	慢性并发症及症状
酮症酸中毒： 头晕、头痛、恶心、心律失常、脑水肿、腹痛、呕吐、昏迷、休克等	脑血管病变：脑卒中、脑出血、脑梗死等
	心血管病变：冠心病、高血压、心肌梗死、心律不齐
高血糖高渗状态： 口干多饮、多尿、无力、头晕、食欲不振、恶心、呕吐、腹痛、反应迟钝、严重高血糖、严重脱水	下肢血管病变：坏疽、下肢静息痛、间歇性跛行
	肾脏病变：肾衰、肾炎、尿毒症、排尿障碍、尿蛋白、失禁、尿频、肾功能不全
乳酸性酸中毒： 发病率低但死亡率高，常有乏力、呼吸深大、嗜睡、恶心、头痛、全身酸软、脱水、意识障碍、昏迷、休克等	眼底病变：双目失明、青光眼、白内障等
	神经并发症：身体出现疼痛、麻木、灼烧感、肌肉萎缩、出汗异常、性功能障碍等

034^招 急性并发症之酮症酸中毒

由于感染、胰岛素治疗中断或不适当减量引起的酮症酸中毒，需要糖尿病患者重视起来，提前预防，若不及早发现，可危及生命。同时引起高血糖和高血酮会使胰岛素分泌严重不足，胰岛素拮抗激素分泌过多，不仅大大降低了葡萄糖的吸收与利用，还增加了糖异生反应。糖和酮体释放进血液的速度大大超过机体对它们的利用，所以引发了酮症酸中毒。

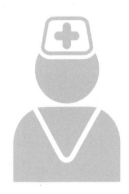

酮症酸中毒症状

头晕、头痛、恶心、心律失常、脑水肿、腹痛、呕吐、昏迷、休克等。

少数病人尤其是 1 型糖尿病患者可能有急性腹痛，伴腹肌紧张及肠鸣音减弱而易误诊为急腹症。

035^招 急性并发症之高血糖高渗状态

糖尿病高血糖高渗状态多数是因感染（肺部感染、尿路感染、脓肿、胃肠炎、败血症等）而引发的。如果患者发病未能及时就医往往会引发高血糖高渗状态，特别是单独居住的老年患者更应引起注意。大约有 30% 的糖尿病患者同时存在糖尿病酮症酸中毒和高血糖高渗状态，因此合称"高血糖危象"。

高血糖高渗状态症状

以严重高血糖、高渗透压、严重脱水为特点。早期呈现糖尿病原有症状，逐渐加重，伴有厌食、恶心、呕吐等，随后出现反应迟钝、精神失常、嗜睡等，渐渐进入昏迷状态。

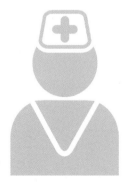

036^招 急性并发症之乳酸性酸中毒

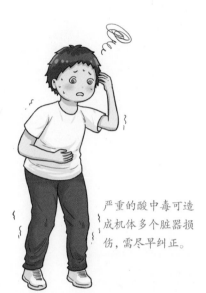

乳酸性酸中毒是血中乳酸的大量堆积，导致高乳酸血症。大多发病于伴有肝、肾功能不全或慢性心肺功能不全等缺氧性疾病的患者。具有发病率低、发病急、变化快、易昏迷、易休克、预后差、死亡率高等特点。

乳酸性酸中毒症状

乏力、呼吸深大、嗜睡、恶心、头痛、全身酸软、脱水、意识障碍、昏迷、休克等。

严重的酸中毒可造成机体多个脏器损伤，需尽早纠正。

037^招 警惕糖尿病患者中的低血糖

糖尿病患者由于各种原因导致血糖下降到低于正常水平称之为糖尿病低血糖，对于糖尿病患者，血糖值小于3.9毫摩尔/升就定义为低血糖症。

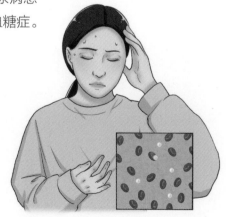

低血糖症状

困倦、流汗、焦虑、心悸、意识模糊、头昏眼花、语言障碍，注意力不集中等。

038^招 慢性并发症之糖尿病合并高血压

糖尿病和高血压均可引起心、脑、肾及眼底等器官的损害，两者同时存在，则心血管损害的概率是普通人群的4~8倍。高血压还与糖尿病肾病密切相关，高血压可引发糖尿病肾病并加重及导致肾功能减退，但及早预防可有效地控制病情发展。

糖尿病合并高血压症状

眩晕、头痛、心烦易怒、情绪激动、精神紧张、耳鸣耳聋、失眠多梦、乏力等。

非药物防治指南

合理的非药物治疗可以使收缩压下降 10~15 毫米汞柱（ 1mmHg=0.133kPa ）左右，中国高血压防治指南建议，收缩压在 130~139 毫米汞柱或舒张压在 80~89 毫米汞柱的糖尿病患者，可以进行不超过 3 个月非药物治疗，三个月后血压不能达标，则应采用药物治疗。非药物治疗主要包括戒烟限酒、限盐、适当运动、健康饮食、规律作息等。

血压水平的分类与定义

类别	收缩压（毫米汞柱）		舒张压（毫米汞柱）
正常血压	< 120	和（或）	< 80
正常高值	120~139	和（或）	80~89
高血压	≥ 140	和（或）	≥ 90
1 级高血压（轻度）	140~159	和（或）	90~99
2 级高血压（中度）	160~179	和（或）	100~109
3 级高血压（重度）	≥ 180	和（或）	≥ 110
单纯收缩期高血压	≥ 140	和	< 90

注：当收缩压和舒张压分属于不同级别时，以较高的分级为准。

039^招慢性并发症之糖尿病合并心脑血管疾病

糖尿病合并心脏病是指糖尿病并发或伴发的心脑血管系统疾病，最为常见的包括冠状动脉粥样硬化、心肌病、心律失常、心功能不全等，其中以冠心病发生率最高。糖尿病合并心脑血管疾病，是糖尿病发病过程中最严重的并发症。

非药物防治指南

饮食治疗和增加有氧运动均可以达到调节血脂水平、降压、降低体重及血糖水平，是糖尿病治疗及预防并发症的重要组成部分。减轻体重可以减少与 2 型糖尿病患者相关的所有心脑血管危险因素。减轻体重需要合理饮食、规律运动、限制进食饱和脂肪酸和胆固醇、增加膳食纤维的摄入、戒烟禁酒等。

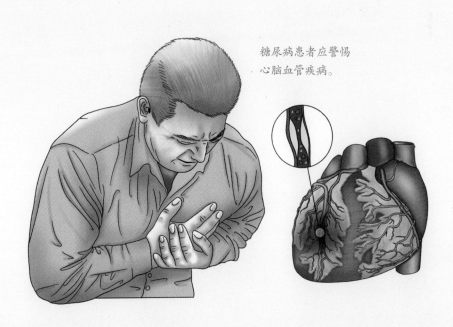

糖尿病患者应警惕心脑血管疾病。

糖尿病合并高血压症状	心痛、心悸、胸闷、心慌、乏力、心绞痛、脑卒中等。

040^招 慢性并发症之糖尿病足

糖尿病足是指糖尿病患者由于神经病变以及各种不同程度末梢血管病变而导致下肢感染、溃疡和坏疽的疾病状态。糖尿病足不但给患者造成巨大的痛苦，严重影响生活，而且治疗困难，治疗周期长，医疗费用高，给患者增加了巨大的经济负担。调查显示，我国非创伤性截肢患者中约有 1/3 为糖尿病所致。在全球范围内，每 30 秒就有 1 例因为糖尿病而失去肢体的患者。

非药物防治指南

在糖尿病足的防治中预防更重于治疗。足溃疡、足坏疽等往往治疗困难，医疗费用巨大，但预防则十分有效。糖尿病合并足溃疡并不是必然的结果，预防是防止糖尿病足病变和降低截肢率最重要的一步。高达 85% 的糖尿病截肢是可以预防的。

糖尿病足的病前预防

1. 每晚洗脚，保证足部干净清洁。

2. 洗脚时，注意避免水温过高而引起足的烫伤。

3. 洗脚后，应用柔软的毛巾将趾间擦干。

4. 擦干后，涂抹润肤霜，以保持皮肤的弹性和柔软性。

5. 每日按摩足部，从趾尖开始，逐步向上，这样有利于血液循环。

6. 任何时候都不要赤足行走，以免足部皮肤受损。

7. 穿着干净舒适的棉袜，袜子太紧会影响足部血液循环。

8. 鞋子柔软宽松，透气性好。穿鞋前检查鞋子里是否有异物。鞋跟不可过高。

9. 剪足趾甲时，应该平剪，避免因剪趾甲而损伤皮肤，引起甲沟炎。

10. 足底如有胼胝(过度角化组织，又叫鸡眼)，不要自己处理，应请专业人员修剪。

11. 戒烟。吸烟可以引起血管收缩，吸烟严重者更容易有周围血管病变。

12. 养成良好的生活习惯、饮食健康、戒烟限酒、适量运动、减肥，尽可能将血糖和血压控制好。

041^招 慢性并发症之糖尿病肾病

人们对糖尿病肾病的认识严重不足，其主要原因是肾脏病变在早期很难诊断。但其实，糖尿病病史在 10~20 年者，糖尿病肾病发病率为 50%；病史在 20 年以上者，几乎 100% 发生肾病，病情最终可发展为尿毒症。所以积极防治糖尿病是极其重要的。

糖尿病肾病症状

水肿、多尿或少尿、腰痛、乏力、甚至呕吐、尿闭。

非药物防治指南

严格控制高血糖、积极控制高血压、适当调节血脂异常、充足的营养摄入、低蛋白饮食、维持适宜体重、健康生活方式、合理饮食、戒烟限酒、适量运动等。

糖尿病肾病分期标准

1 期	肾小球高过滤期	主要表现为肾小球滤过率增高，如果及时纠正高血糖，肾小球滤过率仍可逆转。此期病理检查除可见肾小球肥大外，无其他器质性病变
2 期	无临床表现的肾损害期	出现间歇性微量白蛋白尿，患者休息时尿白蛋白排泄率正常，应激时（如运动）增多
3 期	早期糖尿病肾病期	出现持续性微量白蛋白尿为此期的标志，但尿常规检查蛋白仍呈阴性。此期患者肾小球滤过率正常，但血压开始升高。**一般认为从此期起肾脏病变已不可逆**
4 期	临床糖尿病肾病期	尿常规检查见蛋白尿呈阳性，即标志进入该期。此期病情进展迅速，肾小球滤过率降低，血压明显升高
5 期	肾衰竭期	从出现大量蛋白尿开始，患者肾功能加速恶化直至发生肾衰竭，检查可发现晚期肾脏病变

042^招 慢性并发症之糖尿病合并骨质疏松

糖尿病合并骨质疏松是指糖尿病并发的骨量减少、骨组织微结构改变、骨强度减低、脆性增加等易发生骨折的一种全身性、代谢性骨病，是患者长期疼痛和功能障碍的主要原因，并且是致残率最高的疾病。糖尿病患者中，有 1/3~2/3 伴有骨密度减低，其中 1/3 诊断为骨质疏松。

糖尿病合并骨质疏松症状

酸背痛、周身酸痛或骨关节疼痛，持重物时疼痛加剧或活动受限，严重时翻身起坐及行走有困难，软组织抽搐(抽筋)。骨质疏松严重者易发生骨折。

非药物防治指南

合理饮食，在糖尿病饮食调节的基础上，增加钙、磷、维生素的摄入。其次，规律运动对糖尿病患者来说不仅能更好地控制血糖、体重，还对骨重建、增强肌肉协调性等有极大的帮助，可避免跌倒。此外，要避免吸烟、饮酒等不良生活习惯。

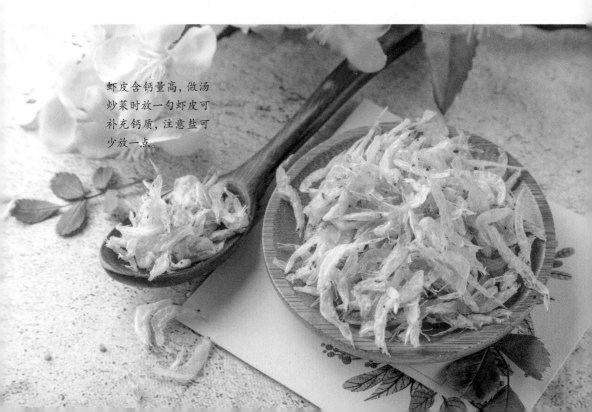

虾皮含钙量高，做汤炒菜时放一勺虾皮可补充钙质，注意盐可少放一点。

043^招 慢性并发症之糖尿病眼病

糖尿病眼病主要包括角膜病变、视网膜病变、白内障、青光眼等，其中糖尿病合并视网膜病变是最常见和最严重的微血管并发症之一。

病程较长的糖尿病患者几乎都会出现不同程度的视网膜血管病变。高血压、高血脂、肾病、肥胖、吸烟等可加重糖尿病视网膜病变。

糖尿病人群中会有 30%~50% 合并视网膜病变，其中 1/4 有明显视力障碍，生存质量与健康水平严重下降，其致盲率 8%~12%。

非药物防治指南

预防糖尿病眼病最有效的方法是控制糖尿病，维持血糖在正常水平。在诊断出糖尿病后的每年都应进行眼科检查，早发现早治疗，使视力得以保持。

糖尿病患者首先应控制血糖，除了遵守糖尿病饮食疗法外，应多摄入深绿色蔬菜。

中医学认为，肝主目，色青，所以多摄入绿色蔬菜对预防眼部疾病有极大的帮助。同时，要保证充足的睡眠，避免熬夜。

感觉眼睛有异物时，尽量避免用手揉擦。多摄入含有花青素、维生素 A 的食物，保护眼睛。

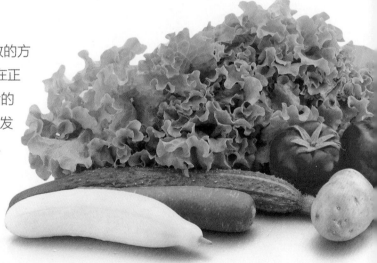

品种丰富的绿叶类蔬菜，每天要变换着食用。

糖尿病眼病症状	视物模糊、视力减退、夜间视力差、眼前有块状阴影漂浮、视野缩小、视物变形、甚至失明。

044^招 慢性并发症之糖尿病皮肤病

皮肤是血管丰富、神经分布广泛、新陈代谢活跃的器官。有 30% 的糖尿病患者会合并皮肤病，可并发多种皮肤疾病、感染、微血管病变和神经病变造成的继发损害。糖尿病合并皮肤病多为下肢皮肤溃疡，主要表现为糖尿病足，详见第36 页，这里我们主要讲其他皮肤病变。

皮肤瘙痒症	糖尿病合并手足癣	糖尿病性大疱病	糖尿病性硬肿病
糖尿病合并皮肤瘙痒症是指糖尿病患者无皮肤原发性损害，是以皮肤瘙痒为主要临床表现的皮肤病，严重者可出现抓痕、血痂、皮肤肥厚、苔藓样病变等。	糖尿病患者手掌和指间皮肤发生癣菌感染，成为糖尿病手癣，手足癣可相互传染，以足癣传染手癣较多。糖尿病患者皮肤组织含糖量高，且皮肤表面皮脂的屏障作用遭到破坏，抗菌能力下降，为感染提供了条件。	大疱病属于一类严重的皮肤病，多发于严重糖尿病患者。手足背和四肢是好发部位，常突然发生，初起小如芡实或大如棋子，延及全身、壁薄、易破裂，可在三四周内自愈而不留瘢痕，但常复发。糖尿病大疱病应早期处理，严格消毒皮肤后，用无菌针头抽取疱液，将疱顶皮肤贴于疱底，如果没有处理好，可继发感染，引起败血症或坏疽，后果严重。	糖尿病性硬肿病易发生于较肥胖的 2 型糖尿病患者。开始为颈后及颈侧的皮肤肿胀发硬，而这种无痛性的肿胀会发展至面部、肩部、颈前及躯干上部，最后发展至腹部，四肢较少累及。患病的皮肤变硬，且为非凹陷性水肿，与正常的皮肤分界清楚。

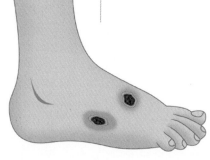

045^招 慢性并发症之糖尿病合并高尿酸血症

高尿酸血症是由嘌呤代谢异常所致的一种全身性、代谢性疾病，严重者可致痛风。糖尿病合并高尿酸血症会增加糖尿病慢性并发症的发生，尤其肾脏和心脑血管并发症。

高尿酸血症的病因

2型糖尿病合并高尿酸血症的主要病因以肾脏对尿酸排泄减少为主，其次是因为高胰岛素血症，胰岛素能促进肾脏对尿酸的吸收，高胰岛素血症会使肾脏排泄尿酸减少，而导致血尿酸增高；糖尿病患者会加速黄嘌呤代谢为尿酸；肾功能减退、肾小球滤过率下降等都会使排泄尿酸的能力减退。

糖尿病合并高尿酸血症症状

单个趾关节卒然红肿疼痛，疼痛逐渐剧烈，继而发展为痛风。高尿酸血症也可无任何症状。

高尿酸血症一般多见于中老年男子，常因劳累、暴饮暴食、经常食用高嘌呤食物、饮酒及外感风寒等诱发。酗酒或有饮酒习惯的糖尿病患者更容易合并高尿酸血症，酒类导致高尿酸血症的原因既有尿酸生成过多，又有尿酸排泄减少。

高尿酸血症和痛风的自然病程

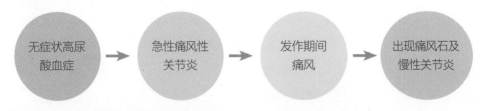

将近1/3的患者可累及肾脏，引起慢性间质性肾炎或尿酸性尿路结石。

非药物防治指南

1	饮食控制，避免高嘌呤饮食。	3	避免过劳、紧张、受冷、受湿等。
2	多饮水，增加饮水量，帮助尿酸排泄。	4	戒酒。

046招 糖尿病的预防

任何疾病都是内因和外因共同作用的结果，糖尿病同样遵循这一规律。如果我们把遗传因素视为不可变因素，那就更应该积极寻找可变的因素并加以控制。糖尿病患病率如此之高，危害如此之大，且无法根治，那么预防糖尿病的发生，维持血糖水平的平稳，延缓并发症的发生，减轻并发症的危害就显得尤为重要了。

047招 糖尿病预防的重要性

很多糖尿病患者在患病初期的症状不明显，从而忽视不管，直到出现并发症，才意识到事态的严重性。但是当患者本人已经能够感受到并发症带来的疼痛或不便时，说明此时并发症已经处于较为严重的状态了，同时也表明患者此时也已经进入了重症状态。

048招 前期可逆转

如果我们能够重视糖尿病、提前预防、控制饮食、改善生活习惯、加强运动等，就能很大程度预防糖尿病，不仅可以避免并发症的发生，还能很好地控制血糖，同时还有可能将糖尿病或并发症逆转。但是，一旦引发糖尿病并发症，则不能只通过非药物(饮食、运动等)的手段来治疗，而是需要花费大量的时间和金钱，且对日后的生活造成巨大的影响，幸福指数降低，身体痛苦不堪，甚至有可能致残或威胁到生命。

通过饮食管理可有效预防糖尿病。

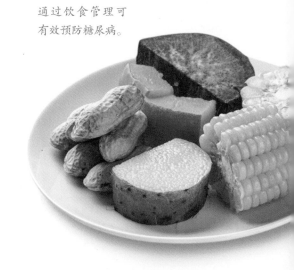

049招 预防糖尿病的"五驾马车"

国际糖尿病联盟提出了糖尿病综合疗法的五大措施：糖尿病教育、饮食调节、运动疗法、药物治疗和病情监测。经过这五大措施的实施，糖尿病患者的病情可以得到良好的控制，治疗效果提高，可以像正常人一样生活、工作、娱乐。

需正确驾驭这"五驾马车"，让"五驾马车"齐头并进、互相协调、步调一致，才能快速有效地控制好血糖。所以说，糖尿病的治疗是一种综合防治的过程，单靠某一方面的改善并不能完全控制住血糖。

050招 五驾马车之教育

糖尿病是一种慢性终身性疾病，患者对糖尿病知识的全面了解是控制好病情的重要环节。患者了解有关糖尿病的知识，就可以发挥主观能动性，做到自己治疗自己、自己管理自己，成为"自我保健的医生"。

051招 五驾马车之饮食

饮食疗法是控制糖尿病病情的基础和长期坚持的措施。特别是肥胖的2型糖尿病患者，通过饮食调节可减轻体重，部分患者仅通过饮食疗法就可将病情控制得良好。因此，饮食疗法是基石。良好的饮食控制可以减少降糖药物或胰岛素的用量，从根本上保护胰岛细胞的功能。糖尿病患者需要终身控制饮食，对任何一个患者来讲，如果没有很好的饮食治疗，就不会有满意的糖尿病控制结果。

饮食疗法

①每日按时进餐，每餐相对定量饮食，避免暴饮暴食。

②热量供应以碳水化合物为主，不吃零食和甜食，必要时加餐。

③肥胖的2型糖尿病患者应减少含高热量的食品的摄入。

052 招 五驾马车之运动

糖尿病患者运动疗法必须遵循因人而异、循序渐进、持之以恒、适时适量和注意安全的原则。运动治疗也是糖尿病治疗中不可或缺的重要部分。运动治疗的好处如下：

①消耗体内多余的糖分，降低血糖；②减少脂肪，增加肌肉；③增加骨密度，促进骨钙的合成，防止骨质疏松，预防骨折；④帮助降低血脂，减少心脑血管疾病等并发症的发生；⑤释放生活压力，放松紧张情绪；⑥改善睡眠，提高睡眠质量；⑦增加机体的抗病能力。

053 招 五驾马车之药物

合理用药是控制糖尿病的主要手段，糖尿病的治疗药物主要包括胰岛素、口服降糖药等。药物的使用一定要在专业医生的指导下进行。

054 招 五驾马车之监测

为了解病情控制的情况，必须定期检测各方面的指标，获得有关患者体内代谢变化的信息，以便于及时调整治疗方案。所以，对糖尿病患者的病情监测非常重要。

自我检测

①定期测量体温、脉搏、血压、呼吸频率、身高、体重、腰围并记录下来。

②检查皮肤色泽、有无皮损和感染迹象，足部皮肤色泽及有无破溃，是否有下肢和足部水肿等。

③定期用血糖仪自测血糖。

④当尿糖持续阳性时，提示应检测血糖。

其他检测

项目	周期
眼部检查	每半年或 1 年 1 次
糖化血红蛋白	每 3 个月一次
血液全项化学检查	每半年或 1 年 1 次
尿常规	每半年或 1 年 1 次
心电图检查	1 年 1 次
神经检查	1 年 1 次

注意：40 岁以上的人群应每年进行身体检查，以便提前预防各种疾病。

055 招 糖尿病的一级预防

2 型糖尿病的一级预防即预防健康人群发生糖耐量受损或空腹血糖受损（糖尿病前期）。

糖耐量受损是正常人发展成糖尿病的过渡阶段，也是预防糖尿病发生的最后关口。其实在糖耐量受损阶段，糖尿病并发症已经开始形成，尤其是大血管病变的发病率开始上升。糖耐量受损阶段胰岛素抵抗和胰岛素缺乏的症状较轻，还没有出现肝脏内生葡萄糖输出异常，糖代谢紊乱还有望逆转，而一旦发展成糖尿病，糖代谢的调控机制将出现永久性损害，因此，在这一阶段进行干预对糖尿病及其并发症有非常重大的意义。

降低糖尿病发病率
①控制体重
②合理饮食、按时就餐、8 分饱、不暴饮暴食
③减少高糖、高热量食物的摄入
④增加膳食纤维的摄入
⑤每周至少有 4 小时的运动

056 招 糖尿病的二级预防

2 型糖尿病的二级预防即对确诊糖尿病患者进行适当的治疗，减少和延缓糖尿病慢性并发症的发生和发展。

严格地控制好血糖和血压可以降低糖尿病患者的死亡率和残疾率。通过有效的治疗，慢性并发症的发展在早期是可能终止或逆转的。必须要强调的是糖尿病治疗要全面达标，血糖、血压的控制和血脂紊乱的纠正以及戒烟限酒等至关重要，并且体重应保持在正常范围和拥有良好的精神状态。糖尿病二级预防的基础仍是合理饮食和适量运动，同时要重视药物选择。

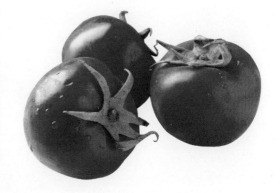

057招 糖尿病的三级预防

2 型糖尿病的三级预防是减少糖尿病并发症患者的残疾率和死亡率。

　　糖尿病慢性并发症是导致糖尿病患者致残、致死的主要原因，严重影响患者的生活质量。早期干预糖调节受损并促使其逆转是糖尿病慢性并发症预防的关键之一。对于新发糖尿病患者，尤其是 2 型糖尿病患者，应尽可能早地进行并发症筛查，并做及时的处理。

058招 警惕儿童糖尿病

　　糖尿病是一种肆虐全球的慢性疾病。令人担忧的是，糖尿病的发病年龄正趋于年轻化，正在向儿童、青少年蔓延。儿童糖尿病的发病率正在迅速上升，并有以 1 型糖尿病为主的趋势。对儿童、青少年 2 型糖尿病的调查发现，其发病危险因素包括：种族、糖尿病家族史、肥胖、青春期、低出生体重及妊娠糖尿病母亲所生的后代等。

　　2 型糖尿病有明显的遗传倾向，且明显高于 1 型糖尿病，其一级、二级亲属糖尿病发病率高达 74% 以上；而肥胖被认为是糖尿病发生的独立危险因素；青春期发育在儿童 2 型糖尿病的发生中起重要作用，生长激素分泌增加是导致青少年胰岛素抵抗的主要原因。青春期的孩子体内的葡萄糖处理率会下降 30% 左右，导致胰岛素抵抗加重。

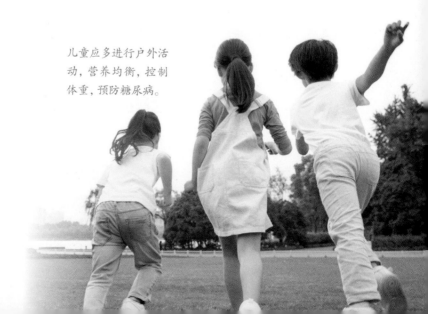

儿童应多进行户外活动，营养均衡，控制体重，预防糖尿病。

059^招 妊娠糖尿病

妊娠糖尿病指的是妊娠期女性在怀孕期间出现的糖代谢指标异常,达到了一定的标准,就诊断为妊娠糖尿病。由于妊娠期属于女性特殊的生理时段,在这一时期为了更好地保证母体以及胎儿健康和安全,在妊娠期间血糖控制的目标是更加严格的。通过一段时间的饮食以及运动调整,如果血糖仍不能达到理想的目标,则需要及时就诊并治疗。

060^招 妊娠期糖代谢特点

1

妊娠期广泛存在胰岛素抵抗。

2

妊娠晚期,母体皮质醇浓度大约是非孕时的2.5倍,可抑制外周组织对葡萄糖和氨基酸的摄取,促进糖原异生,使血糖升高。

4

随着孕周增加,胎盘分泌多种激素,包括胎盘乳生素、催乳素、糖皮质激素、雌激素、孕激素等,它们均有较强的拮抗胰岛素功能。

3

随着孕周增加,胰岛素敏感性会降低40%~80%。

061^招 妊娠可促进糖尿病的形成

由于妊娠期广泛地存在胰岛素抵抗,所以妊娠本身具有促进糖尿病形成的作用,妊娠可使孕前即患有糖尿病的孕妇病情加重,也可使一些无糖尿病的孕妇发生妊娠期糖尿病,产后糖代谢又可逐渐恢复正常。

妊娠期女性长时间空腹又极易发生低血糖,出现酮症。所以孕妇要额外注意血糖,不能过高,也不能过低。

062 招 妊娠期糖尿病对胎儿的影响

1. 巨大儿

2. 早产

3. 围产儿损伤、窒息及死亡

4. 胎儿畸形

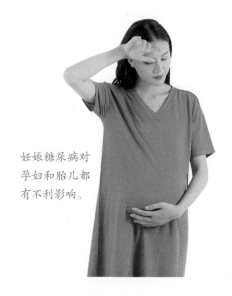

妊娠糖尿病对孕妇和胎儿都有不利影响。

063 招 妊娠期糖尿病对孕妇的影响

1	自然流产增加
2	子痫发生率增加
3	羊水过多
4	感染
5	胎膜早破及早产
6	难产及产后出血
7	酮症酸中毒
8	母体围产期死亡率增加

064 招 妊娠期糖尿病对新生儿的影响

1	新生儿呼吸窘迫综合征
2	新生儿低血糖
3	新生儿肥厚性心肌病
4	高胆红素血症
5	低钙血症、低镁血症
6	红细胞增多症
7	对子代远期影响

065招 老年糖尿病的特殊性

老年糖尿病是老年人内分泌代谢性疾病中最常见的终生性疾病。老年糖尿病包括 60 岁以后确诊或 60 岁以前诊断为糖尿病而延续至 60 岁以后的老年患者。老年和非老年糖尿病有许多共同点，但老年糖尿病还有一些特殊性。

糖尿病患病率随着年龄增长而增加，由于老年人口增加、人群寿命的延长及生活模式改变等因素影响，老年人糖尿病患病率逐年增加，年龄每增加 10 岁糖尿病患病率增加 68%。

066招 老年糖尿病与长寿

糖尿病虽然可怕，但是年过百岁的糖尿病患者也不在少数，这以下 4 点是保证长寿且还可以正常生活的经验。

1. 具有逾越艰难、战胜疾病的坚强意志，不老精神、美好的心境、规律的生活和健康的习惯，如合理饮食、适量运动、戒烟戒酒。

2. 能接受并严格遵守糖尿病饮食治疗原则，长期坚持低脂肪、中等量蛋白质、适当的碳水化合物和丰富的膳食纤维饮食结构。放弃精米白面的食用，而选择含碳水化合物较低且膳食纤维丰富的主食及大量蔬菜。食品称重计量，食不求饱，绝不过食，绝不贪美食。每日计算摄入的热量，这样不仅控制了热量的摄入，还增加了脑力的锻炼。

3. 长期进行适量、有度、有益的轻体力活动，如太极拳、太极剑、步行活动等，百岁高龄后，可做室内散步。

4. 自病初就开始控制体重，常年保持标准体重。

由此可见，老年糖尿病患者只要坚持长期努力，一定能将糖尿病病情控制良好，预防、减少或延缓危害健康的慢性并发症和合并症，像健康老年人一样安度晚年。

老年糖尿病患者要有控制和逆转糖尿病的决心。

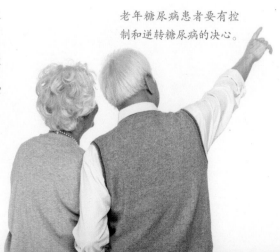

067招 不要盲目相信保健品

一切中西药物、保健品、食品和其他治疗糖尿病的手段，都不能治愈糖尿病。因此，不管是广告还是朋友推荐，只要碰到自称能够治疗糖尿病的方法，请糖尿病患者千万不要因为治病心切而轻信，以免耽误自己的病情。

糖尿病会引发多种并发症，包括心血管疾病、肾脏疾病、视网膜病变等。这些疾病不仅导致糖尿病患者较高的致死率和致残率，也会给社会、家庭及个人带来沉重的经济负担。目前人类对糖尿病的病因和发病机制还不完全清楚，所以至今糖尿病尚无法根治，只能积极预防。

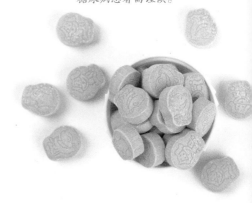

对于保健品的食用，糖尿病患者需谨慎。

068招 健康口诀"一到八"

一个信念	与肥胖决裂。
两个要素	不多吃一口，不少走一步。
三个不沾	不吸烟，不饮酒，不熬夜。
四个检查	定期查体重、血压、血糖、血脂。
五六个月	减肥不求速成，每月减一两千克即可，五六个月就见成效。
七八分饱	每餐只吃七八分饱，细嚼慢咽。

069^招 糖尿病的前兆

很多糖尿病患者可能没有任何临床表现，因此，不能根据症状来判断自己是否得了糖尿病，一定要定期地对身体进行检查，并且不能忽视身体出现的任何"小毛病"。

1 多尿多饮		9 皮肤瘙痒	
2 多食		10 手脚麻木	
3 不明原因的体重下降		11 排汗异常	
4 伤口久不愈合		12 肠胃功能紊乱	
5 牙齿松动、牙痛		13 呼吸总感有异味	
6 易感乏力、倦怠		14 脖子发黑	
7 性功能障碍		15 反复尿路感染	
8 视力减退		16 易感饥饿且低血糖	

070^招 易患糖尿病的人群有哪些

缺乏运动

有糖尿病家族史

大量吸烟饮酒

年龄在 40 岁以上

肥胖，尤其是中心性肥胖

妊娠期女性

高血压、高血脂

情绪波动大精神压力大

第二章
糖尿病饮食调理

目前，糖尿病治疗的最佳方法是营养调养、运动、病情监测等结合治疗法，其中饮食调养是糖尿病治疗不可少的重要方法，也是糖尿病治疗的基础。

当今社会，物质变得越来越丰富，人们可以随心所欲地挑选食物，于是很多人的饮食开始失控，身体迅速发胖。

在物资匮乏的年代，人们过年时和平时的饮食是不一样的，现在很多老人都说，现在每天吃得都像过年一样。大量的高热量、高脂肪的食物被端上餐桌，当成了日常餐食。人们每日都摄入过多的热量，又因为无法得到消耗而囤积在体内，给身体造成了严重的负担。所以糖尿病是慢性病，是每日不正确的饮食习惯和生活习惯所积累而成的。那么从现在开始，我们应该采取健康饮食的生活方式，这对控制糖尿病的发生及病情发展有极大的帮助。

071^招 供能三大营养素之糖

建议碳水化合物的摄入占每日总热量的 55%~60%。

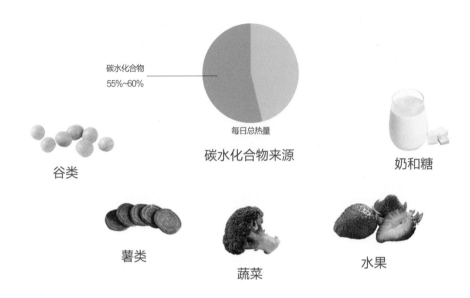

碳水化合物
55%~60%

每日总热量

碳水化合物来源

谷类

薯类

蔬菜

水果

奶和糖

糖类又名碳水化合物,碳水化合物来源有六大类: 谷类、薯类、蔬菜、水果、奶和糖。

动物性食物中只有奶类能提供少量的碳水化合物。乳糖在肠内停留时间较其他糖类长, 有利于细菌的生长。人成年后乳糖酶逐渐减少, 所以奶及奶制品会引起一些人的腹泻。糖类消化的最终产物是葡萄糖、果糖、半乳糖等单糖, 随即在小肠被吸收进入血液。

072^招 糖类的生理功能

1. 供给热量。碳水化合物是人类从膳食中取得热量最经济和最主要的来源。

2. 构成机体组织, 如参与细胞膜的构成、结缔组织的构成, 也是核酸的重要组成部分。

3. 维持心脏和神经系统正常活动。

4. 保肝解毒作用。当肝糖原贮存充足时, 肝脏对有毒物质有很强的解毒作用。

5. 抗生酮, 防止酸中毒的发生。

073^招 供能三大营养素之脂肪

建议摄入脂肪占每日总热量的 20%~30%。

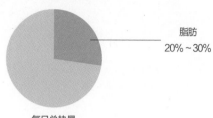

脂肪
20%~30%

每日总热量

　　脂肪又名甘油三酯。脂肪酸是构成脂肪的基础物质。甘油三酯是人体内含量最多的脂类，大部分组织均可以利用甘油三酯分解产物供给能量，同时肝脏、脂肪等组织还可以进行甘油三酯的合成，在脂肪组织中贮存。

074^招 脂肪的来源及分类

动物性脂肪	水产动物脂肪：大部分是不饱和脂肪酸	鱼类、虾类、贝类等
	陆生动物脂肪：大部分是饱和脂肪酸	牛、养、鸡、鸭等
植物性脂肪	主要含有不饱和脂肪酸，占脂肪总量的 40%~50%，但椰子油和棕榈油含有大量的饱和脂肪酸	棉籽油、花生油、菜籽油、豆油等

075^招 脂肪的生理功能

1　提供热量。脂肪进入人体后可释放出大量热量，是人体热量的重要来源。

2　构成组织细胞。

3　必需脂肪酸，是维持人体正常生长发育和健康所必需的。

4　脂肪是脂溶性维生素 A、维生素 D、维生素 E、维生素 K 的有机溶剂，有利于这些维生素的吸收和利用。

5　体内贮存脂肪有隔热和保温作用，脏器间的脂肪能使其免受震动损伤。

6　食物脂肪可增加食物的香味，提高人的食欲和维持饱腹感。

076招 供能三大营养素之蛋白质

建议摄入蛋白质占每日总热量的 15%~20%。

蛋白质是细胞组分中含量最丰富、功能最多的高分子物质，它几乎在所有的生命过程中都起着关键的作用，几乎没有一种生命活动能离开蛋白质。蛋白质的基本单位是氨基酸，它的营养价值取决于它所能提供的必需氨基酸。大部分氨基酸可在人体内合成，但有 8 种氨基酸是人体不能合成，必须由膳食供给的，所以称这 8 种氨基酸为必需氨基酸。

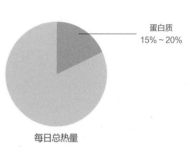

蛋白质
15% ~ 20%

每日总热量

077招 蛋白质的来源及分类

完全蛋白质（优质蛋白质）	含有人体全部必需氨基酸，且和人体必需氨基酸构成模式相似，故营养价值高	瘦肉、鱼类、蛋类、牛奶、黄豆等
不完全蛋白质	必需氨基酸的种类不全或某种必需氨基酸的比值过低	大多数植物性食物如大米、玉米、小麦、高粱、杂豆类等

078招 蛋白质的生理功能

构成和修复人体组织

对代谢过程起着催化作用的酶、具有防御机能的抗体以及在体内输送氧的血红蛋白、维持体内体液平衡的球蛋白、血液中的白蛋白，以及神经组织和结缔组织等都是由蛋白质构成。

调解生理功能

蛋白质在人体内是构成多种重要生理活性物质的成分，参与调节生理功能。

供给能量

大多数细胞是以糖类和脂肪作为能量来源，但体内的能量不足时，就要消耗蛋白质作为能量提供给机体。

079^招 糖类与疾病

摄入过多： 导致肥胖、血脂升高、血糖升高，进而导致各种慢性疾病。

摄入不足： 导致消瘦、生长缓慢、出现酮体低血糖、头晕、无力、脱发、注意力不集中等。

080^招 脂肪与疾病

饱和脂肪酸

摄入过多： 脂肪慢慢积累，导致体重增加，引起肥胖，易患动脉硬化、高血压、糖尿病、脂肪肝等。

摄入过少： 导致机体氧化供能障碍，人体内的各种化学反应失衡，使人的血管变脆，易引发脑出血、贫血、易患肺结核和神经障碍等疾病。

不饱和脂肪酸

摄入过多： 使机体过于肥胖，导致心血管、糖尿病、脂肪肝等疾病的发生，且易诱发肿瘤。

摄入过少： 产生动脉粥样硬化，诱发心脑血管疾病，影响记忆力和思维力。影响婴幼儿智力发育，老年人易产生老年痴呆症。

081^招 蛋白质与疾病

摄入过量： 增加肝脏、肾脏的负担；引发肥胖、糖尿病、高血脂等疾病。过多地摄入动物蛋白，使含硫氨酸摄入过多，加速骨骼中钙质的丢失，易产生骨质疏松。

摄入不足： 在儿童中更为常见，使儿童生长发育迟缓、身体质量下降、淡漠、易激怒、贫血以及干瘦病或水肿，易受感染而引发疾病。蛋白质缺乏的常见症状是代谢率下降，抵抗力减退，易患病。

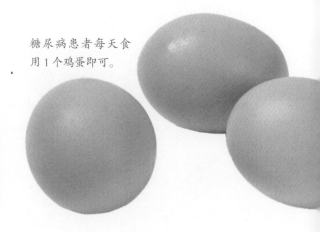

糖尿病患者每天食用1个鸡蛋即可。

082^招 不被人体消化的膳食纤维

推荐每日摄入 30~40 克膳食纤维。

　　不能被人体消化酶消化和利用的多糖称为膳食纤维。在糖尿病饮食疗法中，膳食纤维发挥着巨大的作用。膳食纤维可黏附在胃中的食物上，使胃肠对糖分消化吸收的速度减慢，预防餐后血糖值的急剧上升。

083^招 膳食纤维的分类

可溶性膳食纤维	不溶性膳食纤维
可溶性膳食纤维不仅能够使糖分吸收速度减慢，还能阻碍胆固醇与钠（食盐的主要成分）的吸收，可使它们排出体外。这样就能起到降低血液中的胆固醇、防止血压升高的作用。 　　大多存在于海带、苹果、木耳、豌豆、红薯、紫薯、魔芋、南瓜等。	主要存在于五谷类、茎菜类食物中。它们有助于软化粪便、刺激肠道、促进肠道蠕动，防止便秘。这些膳食纤维并不提供营养，能够"填饱肚子"却又不提供热量，所以对减轻体重有很大的帮助。 　　如麸皮、黑麦、小麦、大麦、荞麦（带皮）、韭菜等。

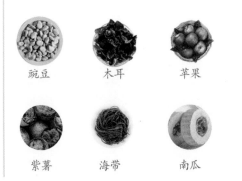

豌豆　　木耳　　苹果

紫薯　　海带　　南瓜

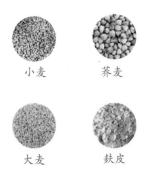

小麦　　荞麦

大麦　　麸皮

084 ^招 膳食纤维的功能

降低血浆胆固醇

膳食纤维可促进胆汁排出，使血液中的胆固醇浓度下降并干扰胆固醇或胆酸的吸收率。

预防糖尿病，降低餐后血糖

降低餐后血糖升高的幅度，提高葡萄糖的耐量，增加胰岛素的敏感性，降低了糖尿病患者对胰岛素和药物的需要量。

改善大肠功能

缩短粪便排出的时间，增加粪便量及排便次数，使有害物质随粪便排出体外，调整肠道内环境。

085 ^招 膳食纤维与疾病

膳食纤维与糖尿病

膳食纤维可以改善血糖水平，降低机体对胰岛素的需求量，提高胰岛素的敏感度。

膳食纤维与肥胖

大多数富含膳食纤维的食物本身热量就低，还能使糖的吸收速度减慢，从而防止餐后血糖急剧上升。同时，增加粪便中脂肪的含量并帮助其排出体外。因而可对肥胖患者起到降低体重的作用。

膳食纤维与心血管疾病

膳食纤维可帮助降低心脑血管疾病的发生，谷类膳食纤维还能预防心脏病。另外，膳食纤维可以降低血液中的胆固醇，如燕麦麸能使血清胆固醇下降5%~15%，而血清胆固醇每降低1%，心脑血管疾病发生的风险则会下降2%。

膳食纤维与胃肠疾患

膳食纤维可以预防和治疗便秘，同时还能治疗腹泻。老年人比较容易出现便秘的情况，每日给老年患者使用5~15克粗麦麸，进食三周后，粪便量有显著增加，排便次数增加，服用泻药次数减少。

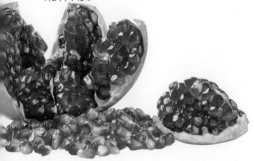

086^招 营养素推荐——ω-3 脂肪酸

ω-3 脂肪酸可增强机体对胰岛素的敏感性，还可以提高血糖转化为糖原的速度，使人体血液中的葡萄糖始终处于平衡状态。

食物来源： 海洋鱼类，如金枪鱼、旗鱼、鲭鱼、鲱鱼、大马哈鱼等，以及奇亚籽、亚麻籽等。

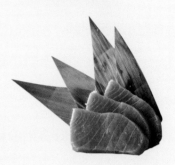

087^招 营养素推荐——维生素 B₁

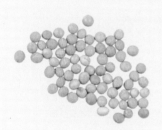

维生素 B_1 可以参与糖类与脂肪的代谢，能够帮助葡萄糖转变成热量，控制血糖升高，维持微血管健康，预防并发微血管疾病和肾病。

食物来源： 瘦肉、谷类、坚果、豆类；尤其是在谷类表皮部分含量更高，如猪肉、鸡肉、黄豆、花生、榛子、葵花子、开心果、松子等。

088^招 营养素推荐——维生素 E

维生素 E 是一种天然的脂溶性抗氧化剂，能清除自由基，保护胰岛细胞免受自由基侵害，同时改善机体对胰岛素的敏感性。维生素 E 还可以抑制血栓的生成，减轻动脉硬化及微血管病变。

食物来源： 维生素 E 的主要来源是植物油，如玉米油、花生油、香油等。此外，花生、核桃仁、榛子、松子等坚果中维生素 E 的含量也很丰富。

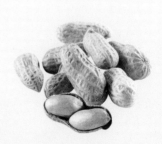

089^招 营养素推荐——维生素 C

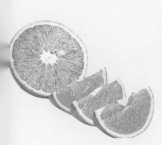

摄入足够的维生素 C，能促进糖代谢的正常化，维持胰岛素的功能，还可以抑制醛糖还原酶的作用，延缓或改善糖尿病周围神经病变。同时还能降低糖尿病合并高尿酸血症患者血尿酸水平。

食物来源：柑橘类水果、彩椒、甜椒、冬枣、猕猴桃、草莓等。

090^招 营养素推荐——铬

铬能提高胰岛素促进葡萄糖进入细胞内的效率，是重要的血糖调节剂。当铬缺乏时胰岛素的活性必然下降，致使糖代谢紊乱，表现出血糖升高，继而可发展成糖尿病。补充铬后，糖尿病患者及营养不良儿童的葡萄糖耐受性会得到改善。

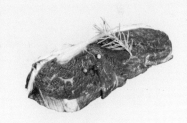

食物来源：肉类，尤其是动物内脏，粗粮、坚果等。

091^招 营养素推荐——锌

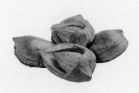

锌是胰腺制造胰岛素的必要元素，可提高胰岛素原的转化率，升高血清中胰岛素的水平，从而使肌肉和脂肪细胞对葡萄糖的利用也大大增加。如果人体缺乏锌元素，则会使胰岛素分泌失常，甚至无法分泌，进而影响血糖，引发糖尿病。

食物来源：贝类海产品含锌量高，此外坚果类、肉类、鱼类、蛋黄、粗粮等都是富含锌的食物。

092^招 营养素推荐——钙

钙有负责传达"分泌胰岛素"信号的作用,当血糖升高时,身体就需要胰岛素来进行调节,这时就需要钙来传达这个信息给胰腺,让它开始分泌胰岛素。因此,若人体缺乏钙质,就无法完成传达信息的功能,胰岛素的分泌就会失常,血糖值就会升高。同时钙还能预防和改善糖尿病合并骨质疏松症。

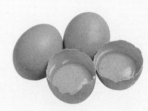

食物来源: 牛奶、虾皮、鸡蛋、豆腐、黄豆、花生、木耳等。

093^招 营养素推荐——镁

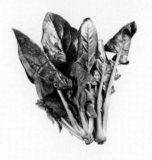

镁对促进胰岛素的分泌有重要作用,如果体内缺乏镁元素,会降低胰岛素刺激葡萄糖的吸收效果,造成身体对胰岛素反应不佳,导致血糖上升。

食物来源: 口蘑、鸡蛋、虾皮、乳制品、谷类、豆类、香蕉、绿叶蔬菜、小麦胚芽等含镁量都很丰富,尤其绿叶蔬菜是镁的最佳来源。

094^招 营养素推荐——硒

硒能够促进葡萄糖的运转,还能防止胰岛 β 细胞被氧化破坏,修复胰岛细胞,使其功能正常,促进糖分解代谢,降低血糖和尿糖。需注意的是,摄入过多或过少都不利于糖尿病病情的控制。

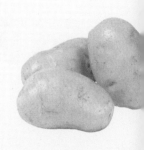

食物来源: 动物内脏、海产品、谷类、薯类等。含硒的食物会根据产地不同而硒含量不同,所以可以选用高硒地区的食物。

095招 食物的热量

人体需要热量以维持生命、生长发育和运动需要。这些热量由食物中的糖、脂肪、蛋白质等提供。

当人体摄入过多的热量而没有消耗掉时，多余的热量就会变成脂肪贮存起来，时间久了，就会引起肥胖。

营养学中用"卡路里"做热量的单位。由于卡路里是一个非常小的热量单位，直接使用并不方便，通常用"千卡"来表示。1000 卡路里 =1 千卡。正常 1 克糖产生 4 千卡热量，1 克蛋白质产生 4 千卡热量，1 克酒精产生 7 千卡热量，1 克脂肪产生 9 千卡热量。

096招 血糖生成指数

血糖生成指数：当摄入某种含 50 克碳水化合物的食物后一定时间段内引起人体血糖升高程度的一个指标。

低 GI 值	中 GI 值	高 GI 值
< 55	55~70	> 70

097招 血糖负荷 (GL)

不同食物中碳水化合物含量差异较大，所以当人们吃同样重量的食物时，所摄入的碳水化合物差异也较大。吃同等量的食物时，含碳水化合物低的食物对血糖影响较小。

血糖负荷 = 食物的 GI 值 × 食物中碳水化合物的含量

098^招 计算标准体重

标准体重＝身高 _____（厘米）-105

评价体重正常与否：

实际体重占标准体重的百分比 =(实际体重 – 理想体重)/ 理想体重 ×100%

正常体重	肥胖	消瘦
标准体重 ±10% 以内	超过标准体重 20%	低于标准体重 20%

例：赵先生身高 175 厘米，体重 80 千克。175-105=70 千克。

那么赵先生的标准体重应是 70 千克，而他的体重 80 千克，属于超重范围。

099^招 判断活动强度

活动强度一般分为四种情况：卧床休息、轻体力、中等体力、重体力。

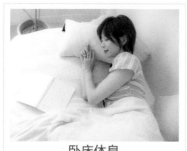

卧床休息

长期需卧床休息者

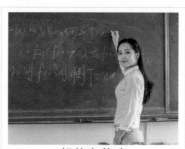

轻体力劳动

教师、司机、售货员、办公室职员等

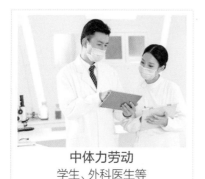

中体力劳动

学生、外科医生等

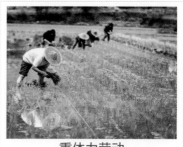

重体力劳动

建筑工、搬运工、伐木工、农民、
运动员、舞蹈演员等

100^招 计算全天的总热量

> 每日所需总热量 = 标准体重（千克）× 每日每千克体重需要的热量（千卡）

每日每千克体重需要的热量（千卡 / 千克）

体型	卧床休息	轻体力	中体力	重体力
消瘦	20~25	35	40	45~50
正常	15~20	30	35	40
超重或肥胖	15	20~25	30	35

例：赵先生属于超重并且他是轻体力劳动者，因此他每日每千克体重需要的热量是 20~25 千卡。那么，赵先生每日所需的总热量 =70×（20~25）=1400~1750 千卡。

101^招 计算每日所需交换份的份数

> 食物交换份的份数 = 每日需要的总热量（千卡）÷90（千卡）

赵先生每日所需的总热量为 1400~1750 千卡，那么赵先生每日所需的食物交换份为（1400~1750）÷90=15.6~19.4 个交换份。即约为 16~19 份，取中值，赵先生每日所需交换份为 18 份。

根据自身体重和劳动强度的不同，每位糖尿病患者可以算出自己的热量需求量。

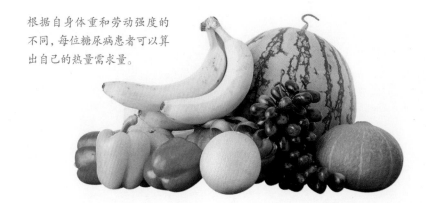

102招 食物交换份计算方法

食物交换份法是糖尿病饮食疗法中非常重要的方法。凡能产生 90 千卡热量的食物即为 1 个交换份。换句话说，每个交换份的食物所含的热量都是 90 千卡，但其重量可以不同。运用食物交换份法，可以在保持热量不变的前提下，比较自由地选择不同的食物，使饮食结构不再单一。

103招 食物交换份法——谷薯类

每份谷薯类食物提供蛋白质 2 克、碳水化合物 20 克、热量 90 千卡	重量（克）
面粉、玉米面、燕麦片、荞麦面、苦荞面、挂面、龙须面、油条、油饼、苏打饼干、生面条、魔芋、高粱米、玉米、绿豆、红小豆、芸豆、干豌豆、干粉条、干莲子、通心粉、大米、小米、糯米、薏米	25
烧饼、烙饼	35
咸面包、窝窝头	35
土豆	100
鲜玉米	200

104招 食物交换份法——蔬果类

每份蔬菜类食物提供蛋白质 5 克、碳水化合物 17 克、热量 90 千卡	重量（克）
毛豆、鲜豌豆	70
百合、芋头	100
山药、荸荠、藕、凉薯	150
胡萝卜	200
鲜豇豆、扁豆、洋葱、蒜苗	250
南瓜、菜花	350
白萝卜、青椒、茭白、冬笋	400
大白菜、圆白菜、菠菜、油菜、韭菜、茴香、茼蒿、芹菜、莴笋、黄瓜、茄子、丝瓜、空心菜、苋菜、龙须菜、绿豆芽、鲜蘑、水发海带、西葫芦、番茄、冬瓜、苦瓜、芥蓝、小白菜	500
柿子、香蕉、荔枝	150
李子、杏、梨、桃、苹果、葡萄、橘子、橙子、柚子、猕猴桃	200
草莓	300
西瓜	500

105招 食物交换份法——鱼肉蛋奶类

每份鱼肉蛋奶类食物提供蛋白质 9 克、脂肪 6 克、热量 90 千卡	重量（克）
熟火腿、香肠	20
猪肉	25
熟叉烧肉（无糖）、午餐肉、熟酱牛肉、熟酱鸭、大肉肠	35
猪肉、牛肉、羊肉、排骨、鸭肉、鹅肉	50
松花蛋、鸭蛋、鸡蛋、鹌鹑蛋	60
草鱼、带鱼、比目鱼、鲤鱼、甲鱼、对虾、青虾、鲜贝、大黄鱼、鳝鱼、鲢鱼	80
蟹肉、鲫鱼、兔肉、水发鱿鱼	100
鸡蛋清	150
水发海参	350

106招 食物交换份法——大豆类

每份大豆类食物提供蛋白质 9 克、脂肪 4 克、碳水化合物 4 克、热量 90 千卡	重量（克）
腐竹	20
大豆、大豆粉（无糖）	25
油豆腐	30
豆腐丝、豆腐干	50
北豆腐	100
南豆腐（嫩豆腐）	150
豆浆（大豆与水比例 1:8）	400

107招 食物交换份法——油脂类

每份油脂类食物提供脂肪 10 克、热量 90 千卡	重量（克）
花生油、香油、猪油、玉米油、菜籽油、牛油、豆油、羊油、食用红花油、黄油	10

每份坚果类食物提供脂肪 10 克、热量 90 千卡	重量（克）
核桃、杏仁、花生仁	15
葵花子（带壳）	25
西瓜子（带壳）	40

108^招 三餐的分配比例

每日食物交换份计算好后，就可以分配三餐的比例。如果有加餐，要相应地减少下一餐的摄入量。

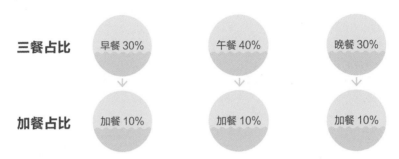

三餐占比 早餐 30%　午餐 40%　晚餐 30%

加餐占比 加餐 10%　加餐 10%　加餐 10%

例：赵先生每日的食物交换份为 18 份，那么，早餐、午餐、晚餐分别是 5.5、7、5.5 个食物交换份。如果有加餐即早餐、加餐、午餐、加餐、晚餐分别是 5、1、6、1、5 个食物交换份。

109^招 加餐方法

加餐时间：
上午 10 点左右、下午 3~4 点之间宜加餐

加餐食物：
低热量、低碳水化合物、高膳食纤维、清淡的食物

谨记：
加餐不加量

110^招 加餐的好处

少食多餐是防止餐前低血糖、控制餐后高血糖的有效措施。

避免一次进食过多而增加胰岛负担。

避免因进食间隔过长，在下一次餐前出现低血糖反应。

使用胰岛素的人群加餐有助于减少药物用量。

111^招 没有绝对的忌食，只有吃多吃少

对于糖尿病患者来说，没有绝对不能吃的食物，只不过要严格控制食物的数量，并进行合理的搭配。按照食物的热量、GI 值、GL 值、交换份相结合的理念去选择搭配膳食，既考虑到食物中碳水化合物消化吸收的速度，又兼顾到含碳水化合物的总量及对血糖负荷的影响，还可以明确食量。

112^招 早餐要吃"全"

3 个交换份的主食：杂粮粥、全麦面包、蒸南瓜、煮玉米等。糖尿病患者的早餐中一定要有主食，不吃主食极易发生低血糖。

0.5 个交换份的蔬菜：选择一两种粗纤维的蔬菜，如芹菜、竹笋、茼蒿、芦笋、豆芽等。

1.5 个交换份的蛋白质：1 个鸡蛋和一杯无糖豆浆或低脂牛奶。

警惕：烧饼、油条等是高热量的食物，这类早餐是生活中最常见的。但这种高热量、高碳水化合物、高油脂、营养单一的早餐，糖尿病患者应避免食用。

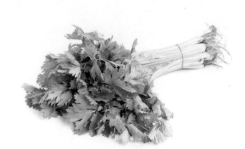

113^招 加餐要吃"对"

1 个交换份的水果：选择低热量且富含膳食纤维的水果。如梨、柚子、苹果、草莓、蓝莓等。

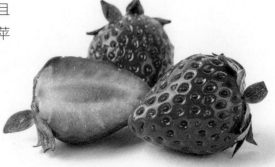

114^招 午餐要吃"好"

3.5 个交换份的主食：午餐主食粗细搭配，推荐选用全谷物或者杂粮，如二米饭、糙米饭、全麦馒头、杂粮饭、蒸紫薯、煮玉米等。

2 个交换份的蛋白质：红肉选择瘦肉部分、白肉去皮食用。

0.5 个交换份的蔬菜：清淡饮食，尽量选择清炒、水煮等烹饪方式制成的膳食。

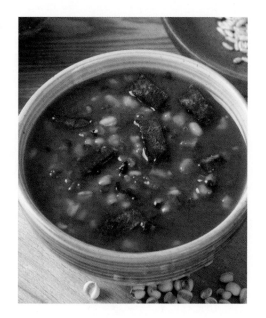

115^招 加餐要吃"杂"

1 个交换份的蔬菜或坚果：推荐食用黄瓜、番茄等低热量的蔬菜。或者少量的坚果，如核桃仁、开心果、杏仁、腰果等。需要注意的是，坚果要选择原味的，加工过的坚果含有大量的糖或盐，不适合糖尿病患者食用。

116^招 晚餐要吃"少"

2 交换份的主食：可以同中午一样吃些粗粮，但胃肠不好的可以选择杂粮粥类或者全麦面食类的食物。如，小米粥、山药粥、荞麦面条等。

2.5 交换份的蛋白质：晚餐稍素些，有利于睡眠。所以可以将部分肉类换成同样含蛋白质的大豆类食品，并以清淡为宜。

0.5 个交换份的蔬菜：晚餐可以选择低纤维的蔬菜，这样有助于消化，减轻肠胃的负担。中医认为"胃不和则卧不宁"。低纤维蔬菜有萝卜、冬瓜、茄子、黄瓜等。

117^招 主食吃多少

糖尿病患者可根据个人每日所需的热量来控制主食的摄入量。

热量与主食对应表

每日所需热量	每日建议主食量
1200 千卡	约为 150 克
1300 千卡	约为 175 克
1400 千卡	约为 200 克
1500 千卡	约为 225 克
1600 千卡	约为 250 克
1700 千卡	约为 275 克
1800 千卡	约为 300 克
1900 千卡	约为 325 克
2000 千卡	约为 350 克
2100 千卡	约为 375 克
2200 千卡	约为 400 克

注：计算总热量的方法详见第 65 页。

118^招 可作为主食的食物

全谷类和杂豆类应占全部主食的 1/3~2/3

全谷物和杂豆类含有大量的膳食纤维，可以延缓餐后血糖上升的速度。所以，想要控制血糖，在主食中加入全谷类和杂豆是很好的选择。另外，还可以增加饱腹感，延缓胃排空的速度。

每天吃够 3 种全谷类和杂豆类食物

只有食物种类够"杂"，才能使营养均衡。

可以代替主食的其他食物

薯类中的土豆、红薯、紫薯、芋头等；以及蔬菜中的南瓜、山药、莲藕都富含碳水化合物和膳食纤维，可以和主食交换着吃。

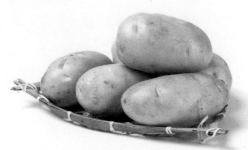

119 招 巧吃米饭

大米中含有抗性淀粉，抗性淀粉又称抗酶解淀粉，在人体内消化缓慢，吸收和进入血液都较慢，不容易引起餐后血糖的骤然升高。但只有当米饭遇到低温的时候，米饭中的淀粉才会变成抗性淀粉。

具体操作：刚焖出来的米饭放凉后，取出 125 克(125 克的饭团刚好是 2 个交换份)，团成一个球状的饭团，用保鲜膜包好，放进冰箱的冷冻室。吃的时候从冷冻室拿出来，用微波炉高火加热一两分钟即可。这样不仅可以准确地控制主食的摄入，还非常方便。另外，在大米中加入其他谷类和豆类也是不错的选择。

120 招 巧吃面食

我国部分地区是以面食为主食的，面食精细，比米饭更容易引起血糖的上升。所以在控制摄入量的同时，可以把白面换成全麦面、荞麦面、杂粮面。在不改变饮食习惯的同时，控制血糖。

主食巧搭配，有利于控制血糖。

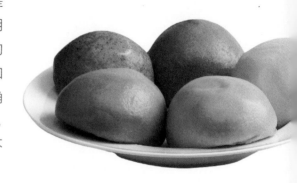

121 招 避免精致、软烂的主食

像汤圆这样软烂的食品，糖尿病患者要少吃。

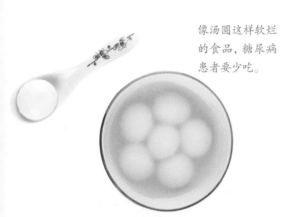

除了减少主食和选对主食之外，主食的制作方法也对血糖有着不小的影响。一般来说，加工越精致、软烂，对血糖的影响越大。所以建议糖尿病患者少吃软烂的、泥糊状的食物等。

122^招 粗粮虽好，但也不能多吃

建议增加粗粮的摄入是因为粗粮里含有大量的膳食纤维，适量地摄入膳食纤维能有效控制我们的血糖，增加饱腹感，促进胃肠蠕动，好处多多。但过多地摄入膳食纤维，可能会影响人体对蛋白质以及其他营养物质的消化与吸收，还会引起肠胃不适，造成便秘等，所以粗粮细粮都要摄入。

123^招 糖尿病患者不宜吃的主食

起酥饼干

起酥饼干富含碳水化合物和油脂，升糖指数和能量均较高。食用后容易引起血糖快速升高，也容易长体重。

白面包

白面包由精白面粉制作，能量较高，升糖指数很高。容易引起餐后血糖快速升高。

蛋糕

蛋糕由白面粉、白糖、黄油、奶油等制作。很不利于糖尿病患者控制血糖，也容易增长体重。

油条

油条热量非常高，营养价值很低，患者食用后不但血糖迅速上升，还容易造成热量摄入超标。

油饼

油饼热量高，且主要成分是碳水化合物和油脂，多吃不利于血糖的控制，还容易引起心血管病并发症。

月饼

月饼属于高热量、高碳水化合物食品，即使是"无糖月饼"热量也很高，建议不要食用，对病情控制不利。

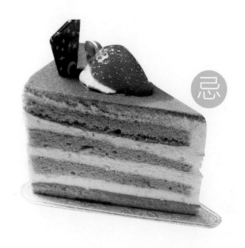

124^招肉类的营养特点

肉类是人体蛋白质的主要来源，与植物蛋白相比，动物蛋白更接近人体需要，易被人体消化、吸收和利用。除此之外，肉类还富含 B 族维生素和微量元素。

红肉	猪肉、牛肉、羊肉等哺乳动物的肉叫作红肉 红肉的特点是肌肉纤维粗硬、脂肪含量较高	红肉含有较多的铁，而且其中的血红素铁比植物性食物中的非血红素铁更容易吸收。因此，吃瘦肉补铁的效果比吃木耳、黑芝麻等效果更好
		红肉中富含蛋白质，其氨基酸组成与人体蛋白很类似，吸收利用良好，属于优质蛋白
		瘦肉中还富含 B 族维生素和锌、铜等矿物质元素
白肉	禽肉、鱼虾肉等非哺乳动物的肉叫作白肉 白肉肌肉纤维细腻，脂肪含量较低，脂肪中不饱和脂肪酸含量更高	鱼虾：矿物质元素最多，含钙、铝、铁、锰、铜、钴、镍、锌、碘、硫等
		鸡肉：脂肪较少（去皮的鸡肉，因为鸡的脂肪几乎都在鸡皮中）

125^招优选白肉，适量吃红瘦肉

相比红肉，白肉的脂肪含量更低，更健康。

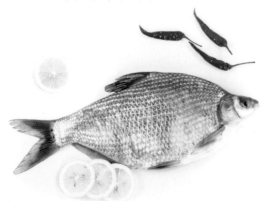

鱼中所含丰富的 Ω-3 脂肪酸能产生前列腺素，前列腺素可以有效调节血糖。而吃红肉较多的人群更容易罹患高血压、脂肪肝、心脑血管疾病等。糖尿病患者吃肉应优先选择白肉，相比红肉，白肉的脂肪含量低，更健康。

但这并不是说糖尿病患者一点红肉都不能吃。相反，为了均衡营养，糖尿病患者也要食用适量的红瘦肉。

126^招 尽量不选择加工肉

加工肉制品是指经过工业化流程制作的肉制品，如火腿、培根、午餐肉等。因为加工制品里面添加了较多的盐、油、碳水化合物和食品添加剂，对糖尿病患者的病情不利。所以建议多食用新鲜的肉类，而非加工肉。

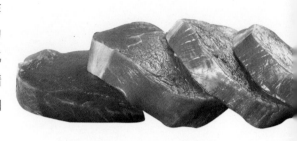

127^招 蛋类也是优质蛋白质很好的来源

蛋类含有丰富的优质蛋白质，其氨基酸组成与人体需要最接近，不仅营养价值很高，而且极易被人体消化和吸收。蛋类的维生素含量也很丰富，且品种较为齐全，包括 B 族维生素、维生素 A、维生素 D、维生素 E、维生素 K 等。因此，糖尿病患者可常食用蛋类。每天吃 1 个鸡蛋既不会升高血脂，也不会增加心脑血管疾病风险。

128^招 均衡饮食，荤素搭配

荤素搭配，不仅可以防止肉类摄入过多，也可以使营养素摄入更均衡。肉类和蔬菜中所含的营养物质各不相同。蔬菜中所含的膳食纤维和维生素 C 是肉类不具备的，而肉类所含的优质蛋白质也是蔬菜不具备的。此外 B 族维生素和铁、锌等在蔬菜中的含量也比肉类低，吸收也相对较差。而且荤素搭配还可以减少热量的摄入，有利于控制体重和血糖。

每餐蔬菜、肉类都要有所摄入，不能偏食。

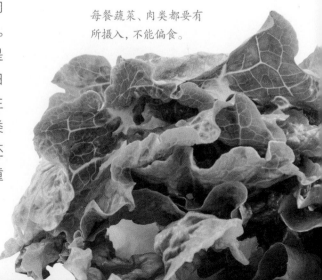

129^招菌藻类蔬菜，热量低不长胖

常见的菌类食物有银耳、木耳、香菇、杏鲍菇、金针菇、平菇等，藻类有海带、裙带菜、紫菜等。菌藻类含有丰富的膳食纤维、维生素和微量元素，且热量很低。糖尿病患者可经常食用菌藻类食物。

130^招蔬菜的彩虹吃法

每天要调换蔬菜的品种，尽可能在一周内多吃些蔬菜种类，保证绿色叶菜、茄果类、根茎类、白菜类、瓜类等各类蔬菜都要吃到。每周吃的蔬菜颜色最好像彩虹一样多，而且一般蔬菜颜色越深，其营养价值越高。

131^招警惕蔬菜中的糖

蔬菜中的土豆、莲藕、山药、玉米、豌豆、南瓜、红薯等含有大量的碳水化合物，如果配餐中有这一类食物，就应减少主食的摄入，以免摄入过多的热量。

每100克豌豆(带荚)含21.2克碳水化合物，升糖指数较高，因此糖尿病者应少食。

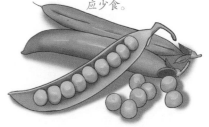

132招 糖尿病患者能否吃水果

糖尿病患者的血糖已经得到了良好的控制后，可适当吃些水果。

→ 糖尿病患者空腹血糖控制在 7.0 毫摩尔 / 升以下，餐后 2 小时血糖控制在 10 毫摩尔 / 升以下，血糖保持平稳，那么可以在两餐之间适当地吃一些水果。但要选择低糖水果。

133招 吃水果的正确时间

水果不宜在饭前或饭后立刻吃，饭前吃会影响正餐的摄入；饭后立刻吃水果，会因为水果与正餐中的碳水化合物相叠加，导致餐后血糖失控。水果应在两餐之间作为加餐食用，也就是饭前 1 小时或饭后 2 小时左右吃比较合适。

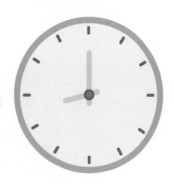

134招 什么水果可以吃

一些水果中的糖大多数是果糖，虽然果糖的甜度超过了蔗糖和葡萄糖，但是摄入的果糖需要在肝脏中转化为葡萄糖，才能被人体利用，在体内的代谢不需要胰岛素，对血液中葡萄糖的影响也较小。而且果糖的食物升糖指数较低，因此可以适量食用。

水果	热量(千卡 /100 克)	GI	GL
苹果	53	36 低	4.3 低
梨	51	36 低	3.8 低
樱桃	46	22 低	2.2 低
草莓	32	40 低	2.4 低
柚子	42	25 低	2.3 低
橘子	44	43 低	4.2 低
橙子	48	43 低	4.5 低

135招 不宜摄入的食物

各种零食（蛋糕、饼干、面包、薯片等）	高碳水、高糖、高脂肪
加工食品（腊肠、香肠、午餐肉等）	高脂肪、高盐、较多添加剂
酒或含酒精的饮料	高热量、降低胰岛素功能、给肝肾造成负担、加重病情
含糖量高的水果	榴莲、菠萝蜜、牛油果、椰子肉、红枣、香蕉热量高且含糖量高
烟	刺激胰高血糖素的分泌，造成心动过速、血压升高、血糖升高。还可引起血管收缩，发生严重的心脑血管疾病

136招 可少量摄入的食物

粥类

软烂的粥的升糖指数较高，建议少量摄入。

红肉类

含有脂肪较高，热量较高，可少量食用，也可将红肉换成白肉类食物。

水果类

即使是低热量的水果，也要控制摄入。每天不超过 200 克。

盐类

低盐饮食不仅可防治高血压及心血管疾病，还可以减轻糖尿病患者的胰岛负担，有利于改善糖的代谢和稳定病情。口味偏重对控制血糖和稳定病情极为不利，故糖尿病患者的饮食以清淡为宜，食盐摄入量一般以每日不超过 6 克为限。同时也要注意少吃含盐或含钠的食品，如酱油、味精、盐腌或酱制食品。

137 招 可适当吃的食物

含蛋白质、碳水化合物的食物可以适当吃。蛋白质是制造细胞并维持正常细胞功能所必需的，碳水化合物可提供身体所需的能量。这两类物质是人体所必需的，但过量摄入也会影响血糖，所以要适量摄入。

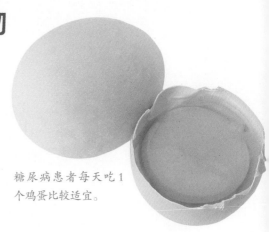

糖尿病患者每天吃 1 个鸡蛋比较适宜。

138 招 可以多吃的食物

蔬菜和菌藻类食物对于糖尿病患者来说，可以提供大量的维生素和矿物质。而且蔬菜提供的热量低，对血糖影响很小，且饱腹感强，所以多吃蔬菜对糖尿病患者是很好的（但根茎类蔬菜，如土豆、山药等需要控制数量）。

绿叶菜、香菇、番茄、青椒等都是非常适合糖尿病患者食用的蔬菜。

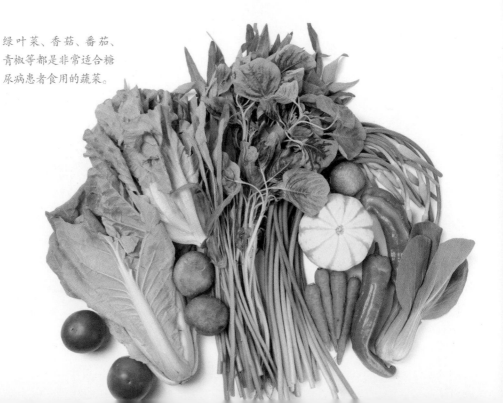

139^招糖尿病患者应限制饮酒

热量高，引发肥胖

酒精除了含有超高的热量和糖分外，几乎不含其他营养素。并且还能刺激人的食欲，使人容易过食而引起肥胖。另外酒精还能使人丧失对自我的约束力，不遵照食物疗法，不利于控制病情。

过量饮酒会影响胰岛素的作用

从短期来看，糖尿病患者大量饮酒容易诱发酒精性低血糖。酒精性低血糖症通常发生于空腹时中等量或大量饮酒后，表现为昏迷木僵状态、脉搏加快、多汗、体温低，呼气有酒精气味，极易被周围的人误认为"醉酒"而耽误救治。这是因为酒精可以抑制糖异生作用（即脂肪、蛋白质转变为葡萄糖），所以当有限的肝糖原被动用以后，即可发生低血糖。患有甲亢、肝病、肾上腺皮质功能低下、长期饥饿者以及正在使用胰岛素或口服磺脲类降糖药的糖尿病病人容易发生酒精性低血糖症。造成血糖控制不佳。

从长期来看，酒精慢性刺激会损伤胰腺，造成胰岛细胞破坏，导致胰岛素分泌量减少，从而加重糖尿病的病情。

酒精会加重肝脏负担

肝脏是人体中非常重要的一个消化器官，不仅可以消化食物，还有着解毒的作用。如果肠道内葡萄糖浓度不断地增高，肝脏就会把葡萄糖贮存起来，当血糖降低的时候，肝脏就会释放葡萄糖到血液当中，以供人体使用。但酒精会增加肝脏负担，影响肝脏糖代谢的能力，引起脂肪代谢紊乱，造成肝脏损伤，因此导致糖尿病的病情加重。

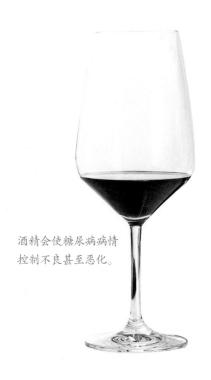

酒精会使糖尿病病情控制不良甚至恶化。

140^招 什么情况下可以适量饮酒

酒，能够使人愉悦，让社会生活变得丰富多彩，还能协调人际关系和推动工作的顺利开展。

现实生活中，有些人因各种原因不得不饮酒。但只要患上了糖尿病，原则上应该戒酒，如果实在没有办法戒酒，只要满足下面 6 个条件就可以适量地饮酒。但是喝酒的量也要严格控制，每天饮酒的酒精含量不超过 30 克。

1. 血糖控制平稳。

2. 无并发症。

3. 胰腺功能和肝功能正常，且无病史。

4. 无肥胖，体重正常。

5. 无心绞痛、心肌梗死、脑卒中、高血压等疾病。

6. 自制力强，可以自我管控饮酒的量。

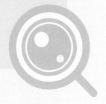

糖尿病患者在一定情况下可适量饮酒，但要注意控制饮酒的量。

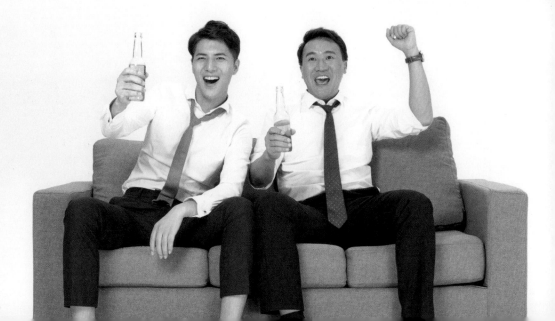

141招 "偷懒"的烹饪方法更控糖

省力省时粗加工

蔬菜加工越精细，膳食纤维破坏得就越多。建议切菜时可切成长段、大块或整根烹饪，减少切丁、切末，这样可以更好地保留膳食纤维，还能增加咀嚼时间，增强饱腹感。

生吃蔬菜更健康

生吃可以最大限度地利用蔬菜的膳食纤维，控糖效果更好。但老年人和脾胃虚寒的人不宜生食，可以把蔬菜焯水后凉拌。

烹饪时间不宜过长

炒菜不宜炒太久。烹饪时间越长，蔬菜里的营养素和膳食纤维破坏得越多，炒熟即可，不要烹饪得过烂过熟。糖尿病患者更不要把蔬菜做得太烂，煮得过熟。

警惕蔬菜中的主食

藕、荸荠、菱角、各种薯类（如土豆、红薯、山药、芋头等），它们的碳水化合物的含量都很高，能够代替主食。

142招 减少油脂的摄入

脂肪以各种各样的形式被我们摄取，如炒菜用的食用油、肉类自带的脂肪等。然而脂肪产生的热量是糖类和蛋白质的 2 倍多，对于正使用饮食疗法的糖尿病患者来说，脂肪的量一定要控制好，特别是油炸食品、肥肉不建议食用。

建议每人每天烹调油用量不超过 20 克，并多用植物油。过量摄入烹调油是造成我国居民摄入脂肪过多的一个主要原因。

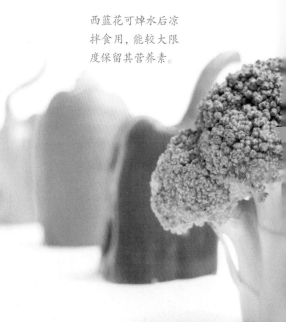

西蓝花可焯水后凉拌食用，能较大限度保留其营养素。

143^招 减少吃油的烹饪技巧

1.使用平底不粘锅,不用油也能炒菜。

2.烹调时控制用油量。可用刷子在锅底薄薄刷上一层,既可以防止粘锅,还能减少油的用量。

3.多用蒸、煮、熘、拌、急火快炒等少油的烹饪方法,不用油炸、油煎的烹调方法。

4.食物可以先焯烫再炒制。肉类先汆烫,可去脂肪。不易熟或吸油的食材事先汆烫,再放入其他食材同煮或煎炒,可减少油脂的吸入。

5.炒蔬菜时还可以先在油锅里倒少量油,烧热后倒入蔬菜翻炒三四遍,十几秒钟后,加入少量的水,盖上锅盖,焖上几分钟,再打开锅盖略微翻炒,这样既少用油又熟得快。

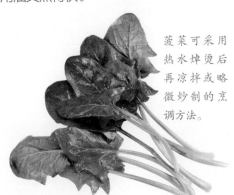

菠菜可采用热水焯烫后再凉拌或略微炒制的烹调方法。

144^招 减少吃油的食用方法

鱼类代替肉类,享受健康美味

过量摄入脂肪是导致肥胖、糖尿病及血脂异常的主要原因。对于无肉不欢的人,为避免过多摄入动物性脂肪,建议将鱼纳入食谱中,既不用担心脂肪摄入过多,还可以享受到吃荤的满足感。鱼类中也含有脂肪,但含量要远远低于肉类。而且鱼类脂肪中含有 DHA、EPA,不仅可以预防糖尿病,还可以预防脑功能减退、老年痴呆、癌症、心脏病等。

多摄入蔬菜、海藻、菌类等健康食材

日常膳食中增加蔬菜、海藻、菌类等富含维生素、矿物质和膳食纤维的食材。在吃肉的时候只要摄入比肉量多三倍的蔬菜,便可降低肉的摄入量,自然而然达到防止脂肪摄入过量的效果。

选择脂肪较少的瘦肉部位

大部分的红肉中都含有较高的动物性脂肪,但并不是说不可以吃。其实,肉类是最佳的蛋白质来源,我们可以食用瘦肉含量高、脂肪含量低的部位,比如猪、牛和羊等动物的大腿肉和鸡胸肉就是很好的选择。

145^招 减少使用调料的技巧

调料中的油、糖、盐的含量也比较高，比如酱油中的盐、咖喱中的油等，虽然每次使用的量不多，但是一天下来的总量不容忽视。

食盐、酱油，二选一

如果一道菜中放了盐，那就不要再使用酱油等含有盐分的调味料，反之也是。

用调味品和作料改变味道

给菜肴增添一些风味，就能避免味道单一了。可以利用葱、生姜、蒜等气味浓烈的香味菜和胡椒、花椒、大料等添加香味。

使用少盐的调味品

酱油、豆酱、调味汁、蚝油等调味品应该选择少盐且低热量的产品。

醋和天然酸味能使味道更丰富

醋能促进消化、提高食欲，减少维生素的损失，更能强化咸味，不会让人觉得菜肴清淡无味。醋、柠檬汁、柚子等还可以让菜肴的味道和香气多一点变化。

选用当季食材，享受鲜美的原汁原味

享受食材本身的味道。应季食材味道纯正、香气鲜美，无须过多的调料，味道也很好。

换一种方式烹饪

我们可以选择蘸取食盐或者酱油的方式，这样也能获得鲜美的滋味。或者在烹饪时不要先放盐，在起锅前再将盐撒在食物上，这样盐附着在食物表面，能使人感觉到明显的咸味，而不至于过量用盐。

警惕食物中隐含的盐

含盐较多的食品还包括很多调味料、点心、加工食品等。如果单靠味觉判断，很容易摄入过量的盐。因此，养成认真阅读产品外包装的配料表和营养成分表或者有效利用《食品交换表》确认盐分含量的习惯非常重要。最后，还是建议尽量摄入新鲜的食材，避免食用加工食品。

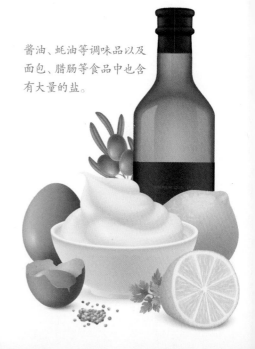

酱油、蚝油等调味品以及面包、腊肠等食品中也含有大量的盐。

146^招 糖尿病患者少吃盐

盐是我们人体所必需的，缺盐，会出现乏力、头痛、厌食、恶心、呕吐等各种不适症状。但摄入过多的盐，则会引起高血压、水肿、心功能衰竭等。特别是对于糖尿病患者来说，盐更不可多吃。一般情况下，糖尿病患者每日最多摄入6克的盐，若伴有高血压，则每日最多摄入5克的盐，若伴有心肾功能不全，则每日最多摄入2克的盐。

我国部分地区的居民口味较重，每天摄入大量的酱油、豆酱、酱菜、腌制食品等，这些都是含盐量很高的食品，还有的在做菜时喜欢加过量的食盐。为了健康，必须改变这种"口重"的习惯。

147^招 饮食疗法中会出现饥饿感

在糖尿病饮食疗法过程中，饥饿感的出现是必然的。因为降低了摄入量，刚开始的时候肯定会很难适应，精神上的不满足也会导致饥饿感增强。糖尿病患者需要坚持2~3个月，就能适应这种饮食疗法，不仅血糖控制平稳下来，还不会再受饥饿感的折磨。因此，这段时间必须有坚定的意志，渡过这一难关，适应饮食疗法。

148^招 减轻饥饿感的方法

1. 养成细嚼慢咽的习惯。咀嚼能刺激饱腹神经中枢，在吃过量食物之前就会有饱的感觉。相反，吃得太快，在得到饱腹感之前就已经吃进去很多，这样很容易过食。

2. 加餐：加餐可以消除饥饿感和不满足感，但应做到在总量不变的情况加餐。

3. 大体积食物：在保证相同食物交换份的前提条件下，尽可能地选择大体积、低热量、高饱腹感的食物。如蘑菇、海藻、魔芋等。

香菇富含膳食纤维，不仅热量低，而且饱腹感强。

149^招 应对外出就餐的方法

在外就餐之所以成为糖尿病饮食疗法上的一大障碍，就是因为我们并不清楚外面的饮食用了什么食材、用了多少量。因此不能很好地执行糖尿病饮食疗法。在外就餐的特点就是蔬菜少、味道重、脂肪多、主食多，因此整体摄入的热量就比较高，并且营养单一。

很多人由于工作和生活的原因，没有条件每天制作健康餐，不得不在外就餐，那么在外就餐该如何遵守饮食疗法呢？

少食用西式快餐

大多数的西式快餐为汉堡等，含有较多的碳水化合物、蛋白质和油脂，但缺乏蔬菜。

选择套餐而不是盖饭

套餐中有主菜、副菜和汤，食材较丰富。

切勿吃光

外面的餐食一般味道重，主食也相对较多，吃七分饱为宜。

练就目测标准分量

平时严格执行饮食疗法，这样就能做到心中有数。

可以选择健康餐食

点餐时尽量选择白灼、清炒、凉拌的菜品。

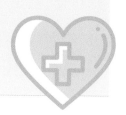

150^招 糖尿病患者需多喝水

有些糖尿病患者为了减少排尿次数而限制饮水，这样不仅没有用处，还容易造成病情恶化。

糖尿病患者多喝水是因为血糖浓度高，多喝水是身体的一种自我保护，这样可以使糖分从尿液中排出。同时也因为排尿多，身体脱水，所以也需要补充水分。如果患者控制饮水量，会使血糖和血黏度升高，对身体不利。

151招 无糖食品真的无糖吗

　　市面上的一些无糖食品多是因为没有加入白砂糖而被命名为无糖食品，但只是将白砂糖换成了代糖，而并不代表真的无糖。另外，无糖食品的主要成分是碳水化合物，因此，不能因为被宣传是无糖食品就可以无限制地摄入。任何食品都应算在每日摄入总热量之内，并应通过计算食物交换份来确定摄入的量。

152招 让生活带有健康的"甜"

罗汉果

　　罗汉果中含有丰富的糖苷，其甜度约为蔗糖的300倍，但热量为零，并且具有降血糖、降血脂的作用。中医药学认为，罗汉果有清热凉血、生津止咳、润肠润肺、化痰排毒等功效，可用于治疗痰热咳嗽、咽喉肿痛、大便秘结、消渴烦躁等症。

甜叶菊糖苷

　　甜叶菊中含有菊糖苷，其甜度为蔗糖的150~300倍，不仅是很好的甜味来源，还可以生津止渴，用于治疗糖尿病、高血压等。甜叶菊主要有软化血管、降脂、降压、降血糖尿糖、促进胰腺分泌胰岛素和清热解毒的作用。糖尿病患者适量饮用甜叶菊茶可以调节和控制血糖。但甜叶菊性寒，不宜过量饮用，否则会引起腹泻、腹痛等症状。

赤藓糖醇

　　赤藓糖醇的甜度只有蔗糖的60%~70%，入口具有清凉味，零热量。赤藓糖醇很容易被小肠吸收，随后进入血液循环中，但进入血液的赤藓糖醇又不能被机体内的酶所消化降解，只能透过肾从血液中滤去，经尿排出体外。故宜于糖尿病患者食用。

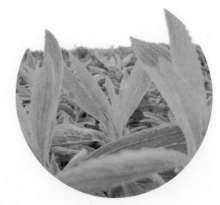

甜叶菊可以当作调味料使用，或者是在煮粥时放入少许。

153^招 糖尿病饮食金字塔

很多人对饮食金字塔并不陌生，它主要是鼓励人们保持饮食多样性、合理搭配膳食。但与一般饮食金字塔不同，糖尿病食物金字塔是以碳水化合物的含量分类的，这是因为碳水化合物对血糖的影响更大。

除此之外，两者的区别还在于在传统食物金字塔中，乳制品中包含牛奶和奶酪，而在糖尿病食物金字塔中，奶酪被归类于肉类蛋白。糖尿病患者应该尽量保证一天中的总热量中有 50%~65% 来自谷物、豆类和富含淀粉的蔬菜，其余的部分则来自肉类、鱼和其他蛋白质食物，而脂肪、油脂和甜食应尽量减少摄取。

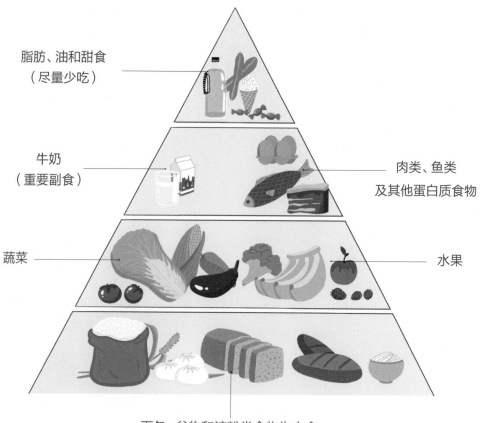

脂肪、油和甜食
（尽量少吃）

牛奶
（重要副食）

肉类、鱼类
及其他蛋白质食物

蔬菜

水果

面包、谷物和淀粉类食物为主食

154 ^招 糖尿病合并高血压的饮食疗法

推荐糖尿病合并高血压患者每日碳水化合物、蛋白质、脂肪的比例在55%、20%、25%。并且每日摄入的盐分不超过5克，而血压控制不利的糖尿病患者应以每天3~4克为宜。糖尿病合并高血压患者应当限酒，如果无法避免，则应把饮酒量控制在啤酒250毫升以内或黄酒100毫升以内或干红葡萄酒100毫升以内，同时避免空腹饮酒。使用胰岛素、磺脲类药物时应禁酒。

155 ^招 糖尿病合并心脏病的饮食疗法

糖尿病合并心脏病患者应适当降低脂肪的供给量。脂肪的供给量占每日摄入总热量的20%。限制饱和脂肪酸、胆固醇和反式脂肪酸的摄入，如猪油、牛油、黄油、奶油等动物性脂肪和椰子油、棕榈油。同时避免食用肥肉、动物内脏、蛋黄等高脂肪、高胆固醇的食物。盐的每日摄入量限制在5克以内。饮食中尽量少用辣椒等刺激性食品，严禁吸烟、饮酒、喝浓茶及浓咖啡。

156 ^招 糖尿病合并脑血管疾病的饮食疗法

建议每日摄入的总热量略低于正常需要量，以防热量过多而致肥胖。多食富含维生素C、维生素E的绿色蔬菜，多吃降血脂、降胆固醇的食物，少吃动物脂肪，预防血栓发生。少量多餐，避免暴饮暴食。盐的每日摄入量在5克以内为宜。增加膳食纤维的摄入量，膳食纤维有降低血清胆固醇浓度的作用，推荐每日摄入30克左右。

每100克海带的膳食纤维含量是9.8克。

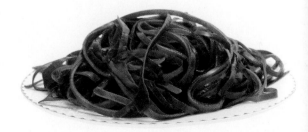

157 招 糖尿病足的饮食疗法

糖尿病足患者的饮食以低糖、高蛋白、高膳食纤维、适量脂肪为原则。忌甜食，少食或不食高热量、高胆固醇、低维生素、低矿物质及煎炸食品。多食新鲜蔬菜和藻类食物，增加粗粮的摄入，提高膳食纤维的含量，如玉米、小米、燕麦片、全麦粉、苦荞麦及豆类等食物。

158 招 糖尿病肾病的饮食疗法

糖尿病肾病患者每日食盐的摄入量要控制在 3 克以内。这个摄入标准无疑会让菜肴清淡无味，容易造成食欲下降。可改变烹饪方法来改善菜肴的味道。糖尿病肾病患者应摄入低蛋白质和高维生素的食物。糖尿病肾病患者每日蛋白的摄入量需要根据尿蛋白指标的不同来确定。从低蛋白（每千克体重 0.6 克）到高蛋白（每千克体重 1.5 克）都有可能。这需要做尿蛋白定量，然后在医生指导下确定每日蛋白摄入量。摄入的蛋白质应以优质蛋白质为主。同时适量增加低热量、低 GI、低 GL 的碳水化合物和 Ω-3 单不饱和脂肪酸。

159 招 糖尿病合并骨质疏松的饮食疗法

补充矿物质元素钙、镁，磷。摄入充足的优质蛋白质和维生素 C，促进骨的合成，利于钙的吸收。维生素 D 可促进钙的吸收，有利于钙的骨化。除了适量补充维生素 D 外，还应多晒太阳。补钙首选奶及奶制品，一些蔬菜中也含有较多的钙质，但由于蔬菜中所含的草酸会与钙结合成不溶性钙盐，从而影响钙的吸收。因此，将蔬菜用沸水焯烫，可去除部分草酸；避免饮酒，以免影响钙的吸收。

小白菜含钙量很高，是预防维生素 D 缺乏 (佝偻病) 的理想蔬菜。

160 招 糖尿病眼病的饮食疗法

糖尿病眼病患者必须戒烟限酒，饮食要清淡，少吃辛辣、刺激和高脂肪的食品。并且在日常生活中适当增加锻炼，但要避免剧烈运动。脑力劳动者要注意用眼问题，避免长时间阅读、使用电脑等造成眼疲劳。

胡萝卜非常适合糖尿病眼病患者食用，胡萝卜中含有 β-胡萝卜素，对眼睛有益，可防止视网膜病变和夜盲症的发生。胡萝卜宜炒着吃，因为 β-胡萝卜素是脂溶性维生素，经油脂烹饪后更容易吸收。

161 招 糖尿病皮肤病的饮食疗法

糖尿病皮肤病患者需改善胃肠功能，提倡清淡饮食，多食些新鲜蔬菜、水果及高纤维食物，这类食物能缩短粪便在肠道中滞留的时间，增加排便次数，改善肠道功能而消除便秘，缓解瘙痒。食物烹调宜多采用炖、煮、熬、蒸等方法，少用或不用炒、煎、烤、熏等烹调方法，以免助火生热，加重病情。严禁吸烟、饮酒、喝咖啡及浓茶。忌食辣椒等刺激性强的食品、腌制品、巧克力等。多喝水，可以选择白开水、矿泉水，也可以选用绿茶、苦荞茶、菊花茶等。

162 招 糖尿病合并高尿酸血症的饮食疗法

避免高嘌呤饮食，限制红肉及嘌呤高的食物，如动物内脏、海产品、浓肉汤等。限制动物性蛋白质的摄取量，肉类含嘌呤多且使尿呈酸性，不利于治疗。各种谷类、蔬菜、水果、牛奶、鸡蛋含嘌呤较少，有利于治疗。严格戒饮各种酒类，尤其是啤酒。酒精可使乳酸含量增高，乳酸对肾小管排泄尿酸有抑制作用。多饮水，每日饮水量至少2000毫升以上，有助于尿酸的排泄。

163 招 儿童糖尿病饮食疗法

每日摄入的热量要根据患儿的年龄、体重、日常活动、平时的饭量来计算，还要考虑到患儿的生长发育需求。蛋白质要以优质蛋白质为主；脂肪以不饱和脂肪酸为主，如三文鱼、金枪鱼、沙丁鱼、鲭鱼等深海鱼类，亚麻籽、核桃等坚果类；碳水化合物以粗粮为主；少吃多餐。

不健康的零食类食品不建议患儿食用。

164 招 妊娠期糖尿病饮食疗法

大多数的妊娠期糖尿病患者，仅需要合理限制饮食即能维持血糖在正常范围内。注意多摄入富含膳食纤维和维生素的食物。

妊娠期饮食的要求与非孕期糖尿病患者的饮食控制不同。妊娠期胎儿生长发育所需要的热量完全由孕妇提供，所以，既要满足孕妇及胎儿的热量需求，又要限制碳水化合物的摄入，因此饮食控制不能过分严格，否则易产生饥饿性酮症酸中毒。

孕早期能量需要与孕前相同。对于孕前是标准体重的孕妈妈，约为每日1800 千卡；孕前超重或肥胖，则孕早期每日能量为 1500 千卡。孕中期和孕晚期均分别在此基础上增加 300 千卡和 450 千卡。

165 招 老年糖尿病的饮食治疗

老年糖尿病患者制定饮食方案应根据患者标准体重及活动情况计算全天总热量的摄入。碳水化合物占总热量的 55%~60%、脂肪占总热量的 20%~25%、蛋白质占总热量的 10%~20%、膳食纤维 25~30 克 / 每天的饮食结构较为合理，膳食中适当补充含有微量元素的食物，选择易消化、清淡、含优质蛋白质的食物。

166^招 糖尿病食谱 = 健康食谱

糖尿病治疗主要依靠饮食疗法，但这份对糖尿病患者起着重要作用的食谱，却不是特殊的食谱。其实就是要求患者饮食营养均衡且不过量。但这对习惯大口吃肉、大口喝酒的人来说，是一种改变习惯上的痛苦。

饮食疗法不仅可以控制糖尿病患者的病情，还可以帮助减肥、预防并发症的发生，还能帮助健康的人群预防糖尿病。因此，不要将饮食疗法当作负担去消极对待，而要看成是一种积极的生活态度。养成了良好的习惯，就不觉得是负担，反而是一种享受，并且还能健康长寿，在以后的生活、工作中不依赖其他人，健康快乐地生活。

167^招 全家人一起享用健康的饮食

在家里有糖尿病患者的情况下，如果每顿饭只有糖尿病患者一个人吃不同的饭菜，这对糖尿病患者的心理会起到不利的作用。人是群居动物，当自己变得特殊时，便会感到抑郁和焦虑，甚至会怀疑自己是否给家庭造成了负担和麻烦，这种疑虑会使糖尿病患者的情绪极不稳定，变得易怒、敏感、脆弱，并且这种状态非常不利于控制病情。因此建议全家人和糖尿病患者一起用餐，一起享用健康的饮食。

另外，之前我们说到，糖尿病是具有遗传性的，而更多的是习惯上的一致性协同遗传，令其他家庭成员也有患上糖尿病的风险。因此，全家人一起养成正确的生活习惯和健康的饮食观念，不仅能够促进患者有效治疗糖尿病，还能预防家庭其他成员罹患糖尿病。

168^招 海带——降血糖

　　海带中的昆布多糖等活性成分，具有增强抵抗力的作用；海带中还含有较多的可溶性膳食纤维，有助于控制血糖和血脂；海带还富含碘。糖尿病患者适当吃些海带有利于疾病的控制。

食材	热量	GI 值	GL 值	食物交换份
水发海带	13 千卡 /100 克	17 低	0.4 低	500 克 / 份
豆腐丝	203 千卡 /100 克	23.7 低	0.9 低	50 克 / 份

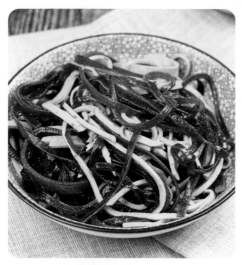

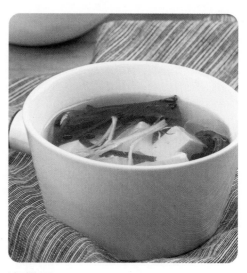

凉拌海带豆腐丝

原料： 水发海带丝100克，豆腐丝50克，盐、香油、醋、蒜末、姜末各适量。

做法： 1.水发海带洗净，切丝；豆腐皮洗净，切丝。2.沸水焯熟海带丝和豆腐丝，捞出，过凉水，沥干。3.把海带丝和豆腐丝盛入碗中，滴入几滴香油，再加入蒜末、姜末、醋、适量盐，搅拌均匀即可。

海带汤

原料： 水发海带50克，豆腐100克，盐、香油各适量。

做法： 1.水发海带洗净，切成块；豆腐切成块。2.锅中放水烧热后，放入豆腐块煮5分钟。3.再放入海带块，一同煮5分钟，出锅前放入盐调味，淋入香油即可。

169 招 菠菜——补铁通便

菠菜属于绿叶蔬菜，能量低，膳食纤维丰富，有助于糖尿病患者控制体重和血糖，也可以帮助通便；菠菜还是富含铁的蔬菜，贫血的糖尿病患者也可以多选择菠菜作为日常蔬菜；此外，菠菜中还含有维生素C、铬等营养物质，对于糖尿病患者控制血糖均有益处。

食材	热量	GI 值	GL 值	食物交换份
菠菜	13 千卡 /100 克	17 低	0.4 低	500 克 / 份
鸡蛋	139 千卡 /100 克	30 低	3.3 低	60 克 / 份
黑豆（干）	401 千卡 /100 克	30 低	10.1 低	25 克 / 份

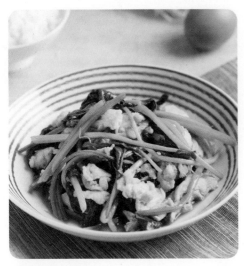

菠菜炒鸡蛋

原料：菠菜200克，鸡蛋1个，油、盐各适量。

做法：1.将菠菜去根、洗净后，整棵放入热水中焯烫30秒，捞出沥干，切成大段。2.鸡蛋磕入碗中，打散成鸡蛋液，加适量盐搅匀。3.锅中放油，油热后，把鸡蛋液倒入，快速翻炒成块。4.把菠菜倒入，一起翻炒均匀即可。

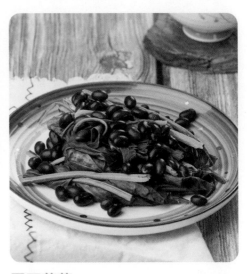

黑豆菠菜

原料：菠菜200克，黑豆50克，盐、香油各适量。

做法：1.黑豆洗净，用清水浸泡8小时后，直接用浸泡黑豆的水煮熟黑豆，控干水分。2.菠菜洗净，切大段，用开水焯一遍，控干水分后与黑豆混合在一起。3.加入适量香油和盐拌匀，即可食用。

170^招 苦瓜——"植物胰岛素"

苦瓜对糖尿病有较好的食疗作用，可降低 2 型糖尿病患者及高血糖患者空腹血糖和餐后血糖。苦瓜中有多种降血糖的成分，被誉为"植物胰岛素"。苦瓜是糖尿病患者的理想食物，可以凉拌或做成炒菜食用，以沸水氽烫可去除部分苦味。

食材	热量	GI 值	GL 值	食物交换份
苦瓜	22 千卡 /100 克	24 低	1.2 低	500 克 / 份
鸡蛋	139 千卡 /100 克	30 低	3.3 低	60 克 / 份

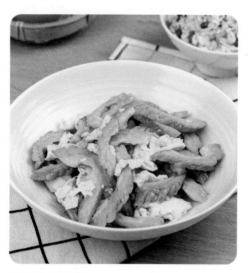

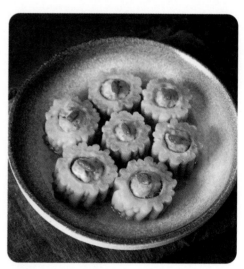

苦瓜炒鸡蛋

原料：苦瓜200克，鸡蛋1个，油、盐、葱花各适量。

做法：1.苦瓜洗净，去子，去白瓤，斜切薄片；鸡蛋打散备用。2.锅中放油，油热后放入打散的鸡蛋液，炒成块状。3.再放入苦瓜片，大火翻炒至苦瓜变软。4.加入适量盐，同苦瓜一起翻炒均匀。5.出锅前撒上葱花即可。

苦瓜酿肉

原料：苦瓜200克，猪瘦肉末100克，葱花、盐各适量，枸杞子少许。

做法：1.苦瓜洗净，切小段，去瓤。2.将猪肉末用葱花、盐拌均匀后，塞进苦瓜段中。可用枸杞子点缀。3.上锅蒸制，水开后，蒸15分钟即可。

171^招 黄瓜——生津止渴

黄瓜是含糖量很低的瓜类蔬菜，清洗和制作都很容易，也适合生吃。是糖尿病患者首选的加餐食物之一。黄瓜可以为糖尿病患者提供维生素 C、可溶性膳食纤维、镁、钾等营养物质，同时对血糖的影响也很小。

食材	热量	GI 值	GL 值	食物交换份
黄瓜	16 千卡 /100 克	15 低	0.4 低	500 克 / 份
鸡蛋	139 千卡 /100 克	30 低	3.3 低	60 克 / 份

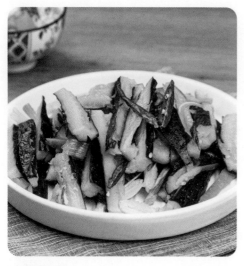

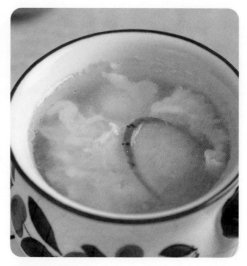

凉拌黄瓜

原料： 黄瓜200克，蒜末、料酒、酱油、香油各适量，干红辣椒段少许。

做法： 1.黄瓜洗净，切成条状。2.黄瓜放入盘中，放入蒜末、料酒、酱油、香油、干红辣椒段，搅拌均匀即可。

黄瓜鸡蛋汤

原料： 黄瓜200克，鸡蛋2个，紫菜、盐、白胡椒粉各适量。

做法： 1.黄瓜洗净，切片；鸡蛋打散成鸡蛋液。2.锅中烧水，水开后放入鸡蛋液，搅散成蛋花，再放入黄瓜。3.水开后，放入紫菜、白胡椒粉、盐，搅拌均匀，即可出锅。

172招 南瓜——良好的主食替代品

南瓜是含糖量较高的蔬菜，同时还富含可溶性膳食纤维和胡萝卜素。糖尿病患者可以用来代替一部分主食。使用南瓜代替主食，既有良好的饱腹感，又不容易升高餐后血糖，而且比精制米面的营养更为丰富。同时南瓜也是作为加餐的好选择之一。

食材	热量	GI 值	GL 值	食物交换份
南瓜	23 千卡 /100 克	75 高	3.4 低	350 克 / 份
全麦面粉	359 千卡 /100 克	72 高	26 高	25 克 / 份
燕麦	338 千卡 /100 克	65 中	40 高	25 克 / 份

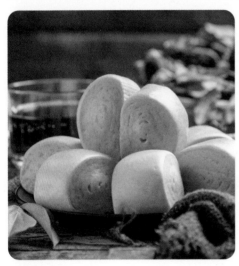

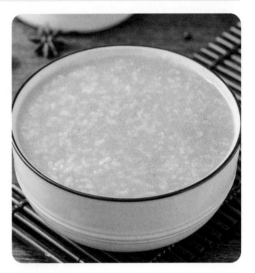

南瓜馒头

原料： 南瓜200克，全麦面粉150克，酵母适量。

做法： 1.南瓜洗净，去皮、瓤，蒸熟，捣成泥；酵母用温水化开。2.将南瓜泥、面粉和酵母水一起揉成面团，醒发至2倍大。3.再将面团分成等份的小剂子，整形，再次醒发。4.将再次醒发好的面团放入蒸锅中蒸熟即可。

南瓜燕麦粥

原料： 南瓜100克，燕麦50克。

做法： 1.南瓜洗净，去皮，去子，切成小块；燕麦洗净，清水浸泡8小时。2.将所有食材放入电饭煲中，加入适量清水，选择煮粥模式煮熟即可。

173^招 鳝鱼——有助于视力健康

鳝鱼富含的 DHA 和卵磷脂，是构成人体各器官组织细胞膜的主要成分，而且是脑细胞不可缺少的营养素；鳝鱼还含有可降低血糖和调节血糖的"鳝鱼素"，且所含脂肪极少，是糖尿病患者的理想食品；鳝鱼中丰富的维生素 A 能增进视力，促进新陈代谢。中医认为，鳝鱼有补气养血、温阳健脾、滋补肝肾、祛风通络等医疗保健功能。

食材	热量	GI 值	GL 值	食物交换份
鳝鱼	89 千卡 /100 克	40 低	1.5 低	80 克 / 份

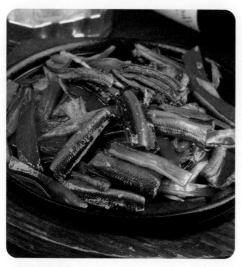

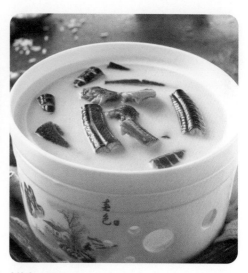

椒香鳝鱼

原料： 鳝鱼200克，青椒、红椒各50克，胡椒粉、酱油、葱花、蒜片、姜片、油各适量。

做法： 1.鳝鱼收拾好，洗净，切段，沸水焯烫；青、红椒洗净，切丝。2.锅中倒油，油热后，放入葱花、蒜片、姜片爆香。3.放青红椒丝、入鳝鱼段翻炒，加适量水、酱油炖煮，加胡椒粉调味煮即可。

鳝鱼汤

原料： 鳝鱼200克，姜片、料酒、盐、胡椒粉、油各适量。

做法： 1.鳝鱼收拾好，洗净，切成段。放在清水里泡半小时，将血水泡出后用厨房纸吸干鳝鱼表面的水分。2.锅中倒油，油热后放入姜片爆香，加入鳝鱼进行翻炒。3.锅中加入适量的清水、料酒、胡椒粉，大火烧开转小火焖煮20分钟。出锅前放入盐调味即可。

174^招 银耳——"菌中之冠"

银耳有"菌中之冠"的美称，可滋补生津，润肺养胃。银耳中的多糖能够促进胰岛素分泌，从而降低血糖，还能抑制肝糖原分解。银耳中的膳食纤维可助胃肠蠕动，减少脂肪吸收，从而达到减肥的效果。银耳比较常见的食用方法有凉拌，或者与莲子、百合等一起炖银耳汤。

食材	热量	GI 值	GL 值	食物交换份
泡发银耳	38 千卡 /100 克	27 低	10.3 低	200 克 / 份
南瓜	23 千卡 /100 克	75 高	3.4 低	350 克 / 份

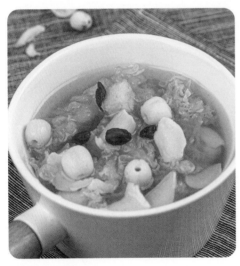

银耳雪梨羹

原料：银耳、枸杞子、雪梨、干莲子各适量。

做法：1.将银耳泡发后洗净，撕成小朵。干莲子泡发、去心。2.雪梨去皮、去核、切块。3.枸杞子洗净。4.锅中放入所有食材，加清水没过银耳，大火烧开后转小火炖煮30分钟即可。

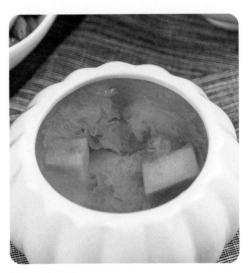

银耳南瓜汤

原料：银耳、南瓜各适量。

做法：1.将银耳泡发后洗净，撕成小朵。2.南瓜去皮、去子，切大块。3.锅中加银耳，注入清水烧开，加南瓜块，转小火炖煮30分钟即可。

175招 虾——保护心血管系统

虾的营养丰富，且肉质松软，易消化，对身体虚弱以及病后需要调养的人是极好的食物。虾中含有丰富的镁，镁对心脏活动具有重要的调节作用，能很好地保护心血管系统，还可减少血液中的胆固醇含量，防止动脉硬化，同时扩张冠状动脉，有利于预防高血压及心肌梗死。虾中富含磷、钙，对小儿、孕妇尤有补益功效。

食材	热量	GI 值	GL 值	食物交换份
虾仁	48 千卡 /100 克	40 低	0.4 低	80 克 / 份
鸡蛋	139 千卡 /100 克	30 低	3.3 低	60 克 / 份
西蓝花	27 千卡 /100 克	15 低	0.2 低	350 克 / 份

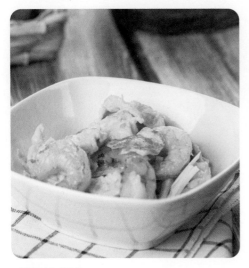

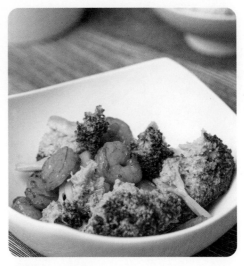

鸡蛋炒虾仁

原料： 虾仁100克，鸡蛋1个，葱花、料酒、盐、油各适量。

做法： 1.虾仁清洗干净。2.鸡蛋打散成鸡蛋液，加入适量盐，搅拌均匀。3.锅中刷油，油热后，放入虾仁，烹入料酒，炒至虾仁变色盛出。4.锅中起热油，将蛋液炒至金黄，倒入炒好的虾仁翻炒均匀，放入葱花，少许盐调味即可。

西蓝花炒虾仁

原料： 虾仁50克，西蓝花100克，胡萝卜、蒜末、盐、油各适量。

做法： 1.虾仁清洗干净；西蓝花洗净，切成小朵；胡萝卜洗净，切丁。2.用热水将西蓝花和胡萝卜焯一下。3.锅中放油，油热后，放入蒜末爆香，加入虾仁炒至虾仁变色，放西蓝花、胡萝卜、少许盐，翻炒均匀，出锅即可。

176招 薏米——糖尿病患者常用的杂粮

薏米是糖尿病患者常用的杂粮。薏米富含膳食纤维，对血糖的影响小于大米。薏米中还含有薏米多糖，对于糖尿病促进胰岛素分泌、增加抵抗力都有益处。薏米不仅是一种热量值较低的粗粮，而且还具有一定的祛湿功效，与红小豆搭配煮粥，或与南瓜一起做成杂粮饭都是非常适合糖尿病患者的主食。

食材	热量	GI 值	GL 值	食物交换份
薏米	361 千卡 /100 克	71 高	50.5 高	25 克 / 份
红小豆	309 千卡 /100 克	27.2 低	17.2 中	25 克 / 份
南瓜	23 千卡 /100 克	75 高	3.4 低	350 克 / 份
糙米	348 千卡 /100 克	55 中	39.4 高	25 克 / 份

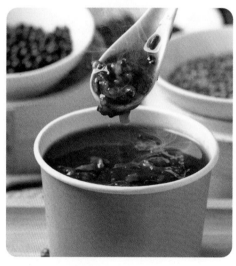

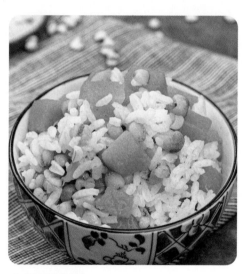

红小豆薏米粥

原料：红小豆、薏米各30克。

做法：1.将薏米、红小豆洗净后，浸泡8小时。2.将所有食材放入电饭煲中，加入适量清水，选择煮粥模式煮至软烂即可。

南瓜薏米饭

原料：南瓜100克，薏米50克，糙米30克。

做法：1.南瓜洗净，去皮、瓤，切小块；薏米、糙米洗净后，清水浸泡8小时。2.将所有食材放入电饭煲中，加入适量清水，选择煮饭模式即可。

177招 鳕鱼——"海中黄金"

　　鳕鱼含有丰富的营养物质，如蛋白质、维生素 A、维生素 D、钙、镁、硒等。鳕鱼的蛋白质含量较高，而脂肪含量却非常低。鳕鱼中还含有儿童发育所必需的氨基酸，其比例和人体需要非常相近，易被消化吸收。鳕鱼中含有丰富的镁元素，有利于预防高血压、心肌梗死等心血管疾病，对心血管系统有很好的保护作用。因此，鳕鱼在欧洲被誉为"海中黄金"。

食材	热量	GI 值	GL 值	食物交换份
鳕鱼	88 千卡 /100 克	40 低	0.4 低	80 克 / 份

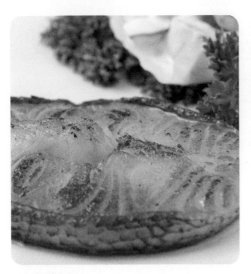

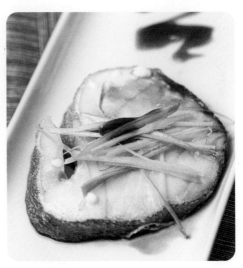

香煎鳕鱼

原料： 鳕鱼150克，盐、料酒、黑胡椒粉、柠檬汁、油各适量。

做法： 1.鳕鱼洗净，用料酒、盐、柠檬汁腌制15分钟。清水冲洗，用厨房用纸吸干水分。2.锅中刷油，放入鳕鱼用中小火煎至两面金黄，撒上黑胡椒粉即可。

清蒸鳕鱼

原料： 鳕鱼150克，葱丝、蒜片、姜丝、盐、料酒、柠檬汁各适量，海鲜酱油少许。

做法： 1.鳕鱼洗净后，用少许盐两面抹匀，再倒入柠檬汁和料酒，腌制20分钟。2.清水冲洗鳕鱼，再用厨房纸吸干水分。将葱丝、姜丝、蒜片均匀地铺在腌制好的鳕鱼上。3.上蒸锅，隔水蒸熟，出锅后淋上少许海鲜酱油即可。

178招 芦笋——营养丰富的控糖蔬菜

芦笋含有较多的 B 族维生素、胡萝卜素以及叶酸、硒、铁、锰、锌等营养元素。是营养丰富的蔬菜；芦笋中氨基酸的含量也高于一般蔬菜；芦笋还富含膳食纤维，对糖尿病患者控制血糖有益。

食材	热量	GI 值	GL 值	食物交换份
芦笋	19 千卡 /100 克	15 低	0.5 低	500 克 / 份
猪肉(瘦)	143 千卡 /100 克	45 低	0.5 低	50 克 / 份
番茄	15 千卡 /100 克	15 低	0.5 低	500 克 / 份

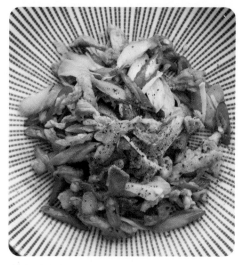

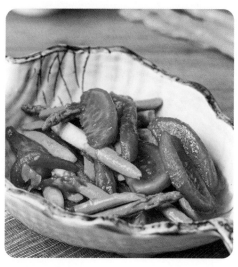

芦笋炒肉

原料： 芦笋100克，猪肉（瘦）100克，辣椒、盐、油、黑胡椒各适量。

做法： 1.猪肉洗净后切条；芦笋洗净，切成片；辣椒切片（也可不放）。2.锅中倒油，油热后，放入切好的猪肉炒至变色。3.加入芦笋和辣椒翻炒均匀至熟，加盐、黑胡椒调味即可。

芦笋炒番茄

原料： 芦笋200克，番茄1个，盐、油各适量。

做法： 1.番茄洗净，去皮，切块；芦笋洗净，切段。2.起锅烧油，放入番茄，炒至番茄出汁。3.放入芦笋，加少许盐，翻炒均匀，炒熟后出锅即可。

179招 牛肉——补中益气

牛肉含有丰富的蛋白质，氨基酸组成非常接近人体需要，能提高机体抗病能力，修复组织。寒冬食牛肉有暖胃作用，为补益佳品。中医认为，牛肉有补中益气、滋养脾胃、强健筋骨、化痰息风、止渴止涎的功效。牛肉不易熟烂，烹饪时放一个山楂、一块橘皮或一点茶叶，可以使其更易煮熟烂。清炖牛肉的营养成分保存得比较好。

食材	热量	GI 值	GL 值	食物交换份
牛肉(瘦)	113 千卡 /100 克	46 低	1.3 低	50 克 / 份

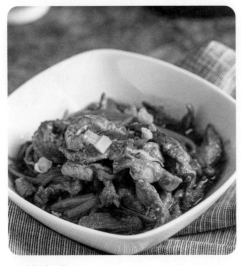

小炒牛肉

原料： 牛肉（瘦）150克，胡萝卜50克，蒜末、葱花、酱油、料酒、胡椒粉、油各适量。

做法： 1.牛肉洗净，切片，加酱油、料酒、胡椒粉搅拌均匀备用；胡萝卜洗净，切丝。2.锅中放油，油热后，放入蒜末、葱花爆香。3.放入腌好的牛肉，炒至变色，放入胡萝卜丝一起翻炒，炒熟出锅即可。

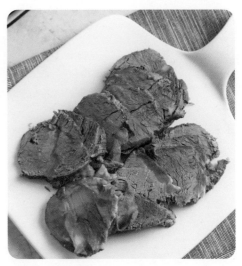

酱牛肉

原料： 牛腱子500克，葱花、姜片、花椒、大料、桂皮、香叶、丁香、酱油、老抽各适量。

做法： 1.牛腱子肉切成拳头大小的块备用。2.将牛肉冷水下锅，水开后撇去浮沫，再煮2分钟后将肉捞出，放冷水中浸泡5分钟。3.将肉再次冷水下锅，水开加入备好的葱、姜等调料，转小火焖煮1小时。4.捞出煮好的肉风干2小时，放回原汤中大火煮15分钟，盛出放凉，逆纹路切片装盘即可。

180^招 绿豆——降血糖、降血脂

绿豆中的热量较低，且含有一种球蛋白和多糖，能促进胆固醇在肝脏中分解成胆酸，加速胆汁中胆盐分泌并降低小肠对胆固醇的吸收。绿豆中的多糖物质还能增强脂蛋白酶的活性，使脂蛋白中的甘油三酯水解，达到降血脂的功效，从而可以防治糖尿病并发心血管疾病。

食材	热量	GI 值	GL 值	食物交换份
绿豆	316 千卡 /100 克	27.2 低	15.1 中	25 克 / 份

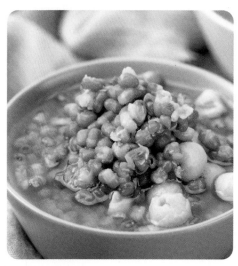

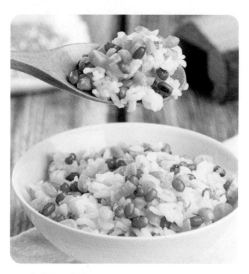

莲子绿豆粥

原料：绿豆50克，莲子30克。

做法：1.绿豆、莲子洗净，清水浸泡4小时。2.将所有食材放入电饭煲中，加入适量的清水，选择煮粥模式煮熟即可。

玉米绿豆饭

原料：绿豆、玉米、大米各30克。

做法：1.绿豆洗净，清水浸泡4小时；玉米洗净，剥下玉米粒；大米淘洗干净。2.将所有食材放入电饭煲中，加入适量清水，选择煮饭模式煮熟即可。

181^招 豆芽——提高豆子的营养价值

豆子发芽后，很多营养物质会发生变化。豆芽的能量比豆子有所减少，膳食纤维和维生素 C 的含量增加；绿豆芽中碳水化合物含量减少；黄豆芽中的一部分蛋白质转变为氨基酸。总之，豆子发芽后能量下降且营养更加丰富，对血糖的影响降低，变得更加有益于糖尿病患者。

食材	热量	GI 值	GL 值	食物交换份
绿豆芽	16 千卡 /100 克	25 低	0.7 低	500 克 / 份
排骨	295 千卡 /100 克	48 低	3.0 低	50 克 / 份
韭菜	25 千卡 /100 克	30 低	3.3 低	500 克 / 份

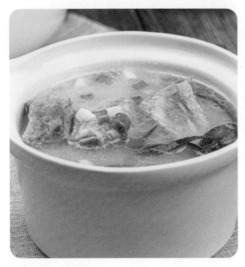

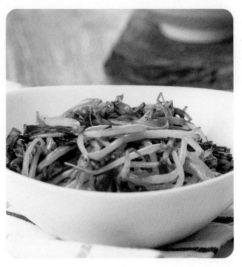

豆芽排骨汤

原料：排骨300克，绿豆芽100克，海带、料酒、盐、葱花各适量。

做法：1.豆芽洗净；海带切丝；排骨洗净后，沸水焯烫，去除多余油脂和血水。2.锅中放入所有食材，加入适量的清水，倒入料酒，大火煮沸，转小火焖煮1小时。3.加入盐、葱花，搅拌均匀，出锅即可。

豆芽炒韭菜

原料：韭菜50克，绿豆芽100克，醋、油、蒜末、花椒各适量，盐少许。

做法：1.将清洗好的韭菜切成段；绿豆芽清洗干净，控干水分。2.锅中放油，油热后放入蒜末和花椒爆香。3.放入绿豆芽、醋，大火翻炒至出水。4.再放入韭菜，加少许盐，翻炒均匀，即可出锅。

182招 牡蛎——补锌的好食材

　　牡蛎是一种带壳的海产品，这类食物中含有较高的锌。锌是蛋白质合成过程中必不可少的辅助因子。对于胰岛素这种蛋白质也不例外。同时牡蛎富含蛋白质和碘、低脂肪。可以为糖尿病患者提供优质蛋白质，同时对血糖、血脂和体重的影响很小。也是糖尿病患者可以经常选用的食物。

食材	热量	GI 值	GL 值	食物交换份
牡蛎	72 千卡 /100 克	45 低	3.7 低	80 克 / 份

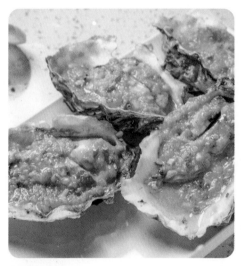

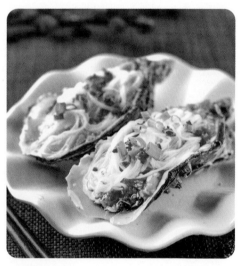

蒜蓉牡蛎

原料： 牡蛎4只，蒜末、香葱末、海鲜酱油、料酒、水淀粉、油各适量。

做法： 1.牡蛎用刷子刷洗干净，上蒸锅蒸熟，待牡蛎开口，取出牡蛎肉备用。2.锅中放油，油热后放入蒜末，小火煸炒出香味，加入适量的料酒、海鲜酱油、水淀粉搅拌均匀，调至黏稠。3.将调好的蒜蓉汁浇在牡蛎肉上，撒上少许香葱末即可。

炭烤牡蛎

原料： 牡蛎4只，泡发粉丝、蒜蓉、生抽、油、葱花、小米辣各适量。

做法： 1.把牡蛎刷洗干净，取出牡蛎肉。2.将粉丝均匀地铺在牡蛎壳里，再将牡蛎肉放在粉丝上面，并撒少许蒜蓉。3.烤箱预热至180℃，放入烤箱烤5分钟。4.热锅起油，放入蒜蓉、小辣椒爆香，加少许生抽调成酱汁，淋在牡蛎肉上，再入烤箱烤制5分钟，撒葱花点缀即可。

183招 冬瓜——降糖减脂

冬瓜含糖量低，水分含量较高，能利水消肿，其中富含丙醇二酸，可抑制体内的糖类转化为脂肪，防止体内脂肪堆积，还能把多余的脂肪转化为热量消耗掉，对防治高血压、动脉粥样硬化、糖尿病、冠心病、肥胖有良好的效果。冬瓜中的葫芦巴碱主要存在于冬瓜瓤中，它能促进人体新陈代谢，抑制糖类转化为脂肪。

食材	热量	GI 值	GL 值	食物交换份
冬瓜	10 千卡 /100 克	23 低	0.6 低	500 克 / 份
虾仁	93 千卡 /100 克	40 低	0.4 低	80 克 / 份

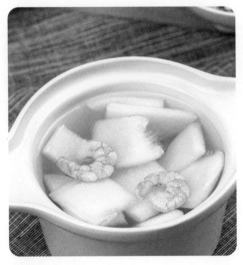

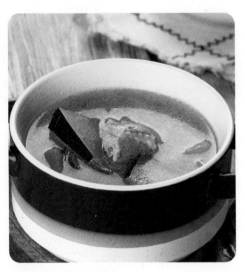

冬瓜虾仁汤

原料：冬瓜100克，虾仁50克，黑胡椒粉、盐各适量。

做法：1.冬瓜洗净、去瓤，切片（不去皮）。2.虾仁清洗干净。3.锅中放入所有食材，加入适量清水，大火烧开，转小火焖煮10分钟。4.出锅前撒入黑胡椒粉和盐即可。

陈皮冬瓜老鸭汤

原料：老鸭300克，冬瓜200克，陈皮2片、姜片、盐各适量。

做法：1.老鸭去皮（避免摄入过多脂肪）切大块；冬瓜不去皮（冬瓜皮有健脾、利湿之功效），切大块。2、将老鸭、冬瓜、陈皮、姜片一起下锅，加清水烧开，撇去浮沫，小火炖2小时。炖好的汤加盐调味即可。

184招 山药——主食的良好替代品

山药的皂苷类、黄酮类物质对 α-葡萄糖苷酶具有抑制作用，可增加胰岛素分泌、改善受损的胰岛 β 细胞。山药含有丰富的黏蛋白，有降低血糖的作用，因此糖尿病患者可适量食用山药。因为山药的含糖量比较高，所以，建议糖尿病患者每次控制在 100 克以内为宜，食用的同时，相应减少主食的摄入量。

食材	热量	GI 值	GL 值	食物交换份
山药	57 千卡/100 克	51 低	5.9 低	150 克/份
薏米	361 千卡/100 克	71 高	50.5 高	25 克/份
紫薯	133 千卡/100 克	77 高	13.6 中	80 克/份

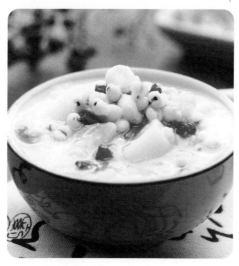

薏米山药粥

原料： 薏米、山药、糙米各30克，枸杞子适量。

做法： 1.薏米、糙米洗净，清水浸泡8小时。2.山药去皮，切块。3.将所有食材放入电饭煲中，加入适量清水，选择煮粥模式，煮至浓稠即可。

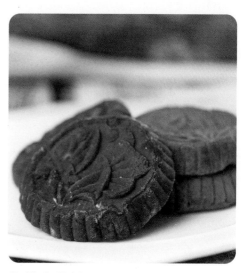

紫薯山药糕

原料： 紫薯、山药各300克，牛奶适量。

做法： 1.紫薯洗净，去皮，切片，蒸锅蒸熟后放凉；山药洗净，去皮，切段，蒸锅蒸熟后放凉。2.将蒸好的紫薯、山药和牛奶混合，压成泥状。3.分成等大的剂子，放进模具中压成花型糕点。

185招 芹菜——平肝降压

芹菜富含膳食纤维，有助于减少对食物中的脂肪的吸收，也有助于通便。芹菜也含有较多的维生素C以及芹菜素，这都对于血糖的控制大有好处。同时芹菜的能量也较低。所以芹菜非常适合肥胖或超重的糖尿病患者选用。

食材	热量	GI 值	GL 值	食物交换份
芹菜	13 千卡 /100 克	15 低	0.1 低	500 克 / 份
花生仁	313 千卡 /100 克	14 低	2.4 低	15 克 / 份
牛肉（瘦）	113 千卡 /100 克	46 低	1.3 低	50 克 / 份

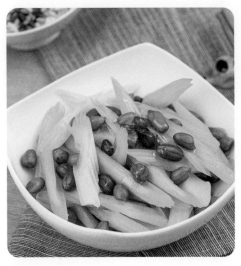

凉拌芹菜

原料：芹菜200克，花生仁50克，花椒、大料、桂皮、香叶、盐、香油各适量。

做法：1.花生仁洗净，放入锅中，锅中放水、花椒、大料、桂皮、香叶，大火煮沸，转小火焖煮15分钟，捞出，沥干水分。2.芹菜洗净，切小段，沸水焯烫，过凉水，沥干水分。3.将花生仁和芹菜混合，加入盐，淋入几滴香油，搅拌均匀即可。

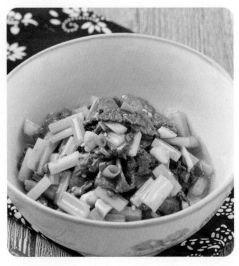

芹菜炒肉

原料：芹菜150克，牛肉（瘦）100克，葱花、蒜末、辣椒圈、料酒、酱油、油各适量。

做法：1.芹菜洗净，切段；牛肉洗净，切丝，加入料酒腌制15分钟，沥干水分。2.起锅烧油，放入葱花、蒜末、辣椒圈爆香。3.加入牛肉，炒至牛肉变色，加入芹菜炒熟。4.淋入酱油，翻炒均匀，出锅即可。

186 招 荞麦——健脾消积

荞麦具有健脾消积的功效，其含有的黄酮类物质能够降低血糖，改善糖耐量。因为荞麦富含硒、铁等微量元素，具有调理血糖的作用，还有清肠排毒、减肥瘦身的功效。因此糖尿病患者可以适量吃一些荞麦来代替部分精米白面作为主食，也可以喝荞麦茶。

食材	热量	GI 值	GL 值	食物交换份
荞麦面	316 千卡 /100 克	54 低	35.9 高	25 克 / 份
鸡蛋	139 千卡 /100 克	30 低	3.3 低	60 克 / 份
牛奶	65 千卡 /100 克	27.6 低	0.9 低	160 克 / 份

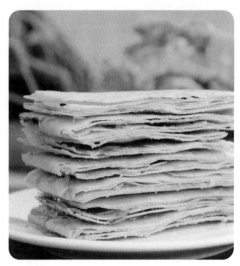

荞麦饼

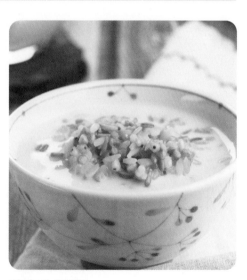

荞麦牛奶粥

原料：荞麦面100克，鸡蛋50克，油、白胡椒粉各适量。

做法：1.鸡蛋磕入碗内，打散。2.荞麦面加入适量清水和鸡蛋液，撒适量白胡椒粉，搅拌均匀成面糊状。3.平底锅刷油，倒入荞麦面糊，摊平，烙至两面金黄即可。

原料：荞麦50克，燕麦、大米各30克，牛奶适量。

做法：1.荞麦和燕麦洗净后，清水浸泡4小时；大米淘洗干净。2.把所有食材放入电饭煲中，加入适量牛奶，选择煮粥模式煮至浓稠即可。

187 ^招 木耳——人体"清道夫"

　　木耳也称云耳，是一种菌类食物。木耳中含铁量较高，是补铁可选择的食物之一；木耳还富含水溶性膳食纤维和木耳多糖，可以减少食物中的脂肪和胆固醇在体内的吸收，还有润肠通便的作用；木耳多糖对于提高人体抵抗力、抗肿瘤都有一定的好处。

食材	热量	GI 值	GL 值	食物交换份
木耳（水发）	27 千卡 /100 克	26 低	1.6 低	350 克 / 份
鸡蛋	139 千卡 /100 克	30 低	3.3 低	60 克 / 份
白菜	20 千卡 /100 克	15 低	0.4 低	500 克 / 份

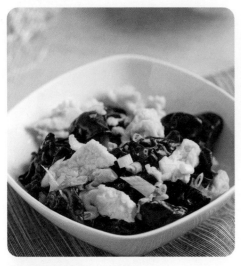

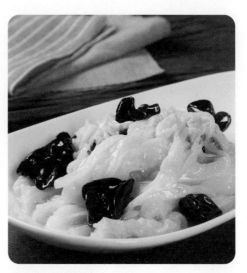

木耳炒鸡蛋

原料： 水发木耳50克，鸡蛋1个，油、盐、葱花各适量。

做法： 1.将木耳泡发后洗净，撕成小朵，沸水焯烫后，沥干水分。2.鸡蛋打散，加入盐，搅拌均匀备用。3.起锅烧油，放入鸡蛋液炒制成形，再放入木耳，翻炒均匀，撒上少许葱花即可。

木耳炒白菜

原料： 水发木耳50克，白菜150克，油、盐各适量。

做法： 1.将木耳泡发后洗净，撕成小朵，沸水焯烫后沥干水分。2.白菜洗净，切成大片。3.起锅烧油，放入白菜片，翻炒至变软且颜色透明。4.再加入木耳和盐炒至均匀，出锅即可。

188招 番茄——降压降脂

　　番茄中含有丰富的番茄红素和矿物质元素，热量低，对血糖影响小。其中的番茄碱有抗真菌、消炎的作用。另外，中医学认为，番茄性味甘酸，微寒，入胃经，具有止渴生津、健胃消食、凉血平肝、清热解毒、降低血压的功效。番茄可以作为正餐中的蔬菜，也可以作为加餐生吃。

食材	热量	GI 值	GL 值	食物交换份
番茄	15 千卡 /100 克	15 低	0.5 低	500 克 / 份
鸡蛋	139 千卡 /100 克	30 低	3.3 低	60 克 / 份
菜花	20 千卡 /100 克	15 低	0.3 低	500 克 / 份

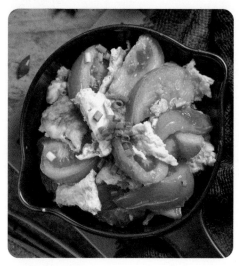

番茄炒鸡蛋

原料： 番茄2个，鸡蛋1个，油、盐各适量，葱花少许。

做法： 1.番茄洗净、去皮、切块。2.鸡蛋打散，加入盐，搅拌均匀备用。3.起锅烧油，放入鸡蛋液炒制成形，加入番茄，翻炒均匀，加入少许葱花点缀即可。

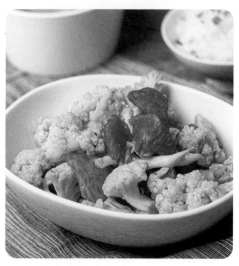

番茄炒菜花

原料： 菜花150克，番茄1个，油、盐各适量。

做法： 1.菜花洗净，掰成小朵，放入沸水焯烫2分钟，捞出，过凉水，沥干。2.番茄洗净，去皮，切块。3.起锅烧油，放入番茄，炒至番茄出汁。4.放入菜花继续翻炒，出锅前加适量盐调味即可。

189^招 韭菜——补肾温阳

　　韭菜中含有挥发性精油及硫化物等特殊成分，散发出一种独特的辛香气味，有助于疏调肝气，增进食欲，增强消化功能。韭菜的辛辣气味有散瘀活血、行气导滞作用，适用于跌打损伤、反胃、肠炎、咯血、胸痛等症的食疗。韭菜还含有大量维生素和膳食纤维，能增进胃肠蠕动，缓解便秘，预防肠癌。

食材	热量	GI 值	GL 值	食物交换份
韭菜	25 千卡 /100 克	30 低	3.3 低	500 克 / 份
豆干	197 千卡 /100 克	24 低	2.3 低	50 克 / 份
鸡蛋	139 千卡 /100 克	30 低	3.3 低	60 克 / 份

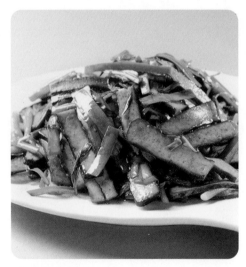

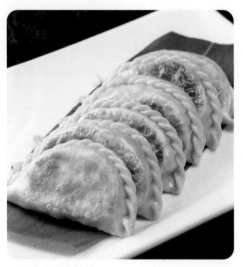

韭菜炒豆干

原料：韭菜100克，豆干50克，盐、油各适量。

做法：1.韭菜洗净，切段；豆干洗净，切条。2.起锅烧油，放入韭菜炒软，再放入豆干炒熟。3.放入盐，翻炒均匀后即可出锅。

韭菜盒子

原料：韭菜100克，鸡蛋1个，蚝油、面粉、油、盐各适量。

做法：1.温水和面，揉成光滑面团，发酵一会儿，分成等大的小剂子，擀成面皮。2.韭菜切碎，加适量油拌匀。3.热锅起油，打散的蛋液炒成块，搅碎并与韭菜、盐、蚝油拌匀成馅料。4.面皮中填入馅料，包成韭菜盒子。5.锅中刷适量油，将韭菜盒子放入锅中小火烙制，至两面金黄即可。

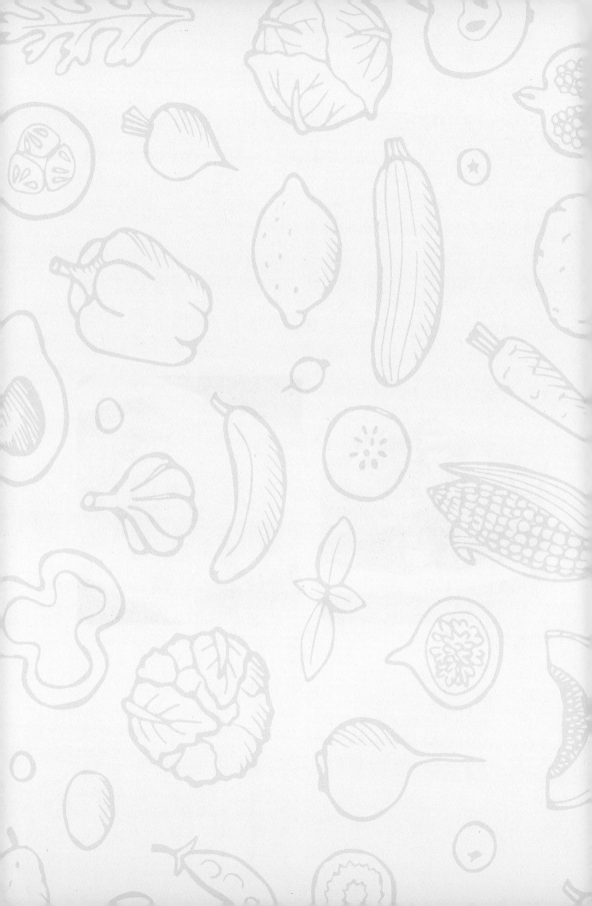

第三章

糖尿病运动疗法

　　随着社会的发展，汽车逐渐普及、电梯随处可见、家用电器智能化等，这些在提高我们生活质量的同时还会导致我们的体力活动越来越少。运动不足引起肥胖，肥胖是糖尿病的又一大诱因。如果能够长期坚持运动，消除肥胖，不仅能够预防糖尿病，对已经患有糖尿病的人，还有改善糖尿病及预防各种并发症的作用。

190 招 运动疗法，消耗血糖

运动后，肌肉细胞大量吸收血液中的葡萄糖来摄取所需能量，提高了葡萄糖的利用率，同时血糖也作为能量被消耗，血糖值水平出现下降。最佳运动时间是在饭后半小时以后、1 小时以内，这个时间段内的血糖值开始出现上升。另外，运动还会使人精神爽快，缓解压力，从这点来看，也可以起到改善糖尿病症状的作用。

191 招 增加肌肉，降低血糖

缺乏运动的人，肌肉逐渐减少，脂肪慢慢增加。而血液中的葡萄糖作为能量主要依靠肌肉消耗，肌肉减少导致血液中的葡萄糖过剩，这样一来血糖就难以下降。相反，如果能坚持运动、锻炼肌肉，那么血液中的葡萄糖就会被消耗，血糖值相应地也就降下来了。

192 招 规律运动，逆转病情

作为糖尿病患者的主要治疗方法之一，长期规律的运动可以降低糖尿病患者的体重和内脏脂肪，改善胰岛素敏感性，有利于血糖和血压的控制，调节血脂异常，降低心脑血管疾病的发生率。同时，运动还可以提高生活质量，改善睡眠，使人精神饱满，心情愉悦。不仅如此，对于糖耐量异常（糖尿病前期）的人群，运动可以降低糖尿病的发病风险。

运动有利于预防和控制糖尿病。

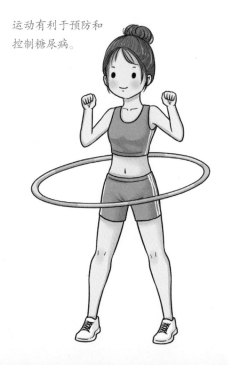

193^招 运动治疗的好处

运动是糖尿病患者重要的血糖管理方式，能够提高糖尿病患者的生活质量，预防一些糖尿病并发症。具体来说，好处有哪些呢？

1. 运动有助于降低血糖

运动可以促进血液中的葡萄糖转化为能量，从而使血糖值下降。

2. 减少胰岛素的使用量

胰岛素虽然是糖尿病患者常用的一种药物，但还是对身体有一定的副作用，打胰岛素时间过长会引起继发性的水钠潴留和体重增加等。如果通过科学的运动计划达到血糖相对稳定、体重有效管理、身体抵抗力增强，就可以减少胰岛素的使用量。

3. 燃烧体内脂肪，预防肥胖

肥胖的患者，血糖很难控制。身体的肥胖导致血糖的异常，这是糖尿病的一个发病因素。运动有助于消耗体内多余的脂肪，减轻体重，有利于控制血糖。

4. 预防和改善动脉硬化

糖尿病患者存在脂类代谢异常的情况，极易发生动脉硬化症。建议平时加强运动，因为运动可以增强机体对胰岛素的敏感性，减少动脉硬化的发生。对于已经形成动脉硬化的血管，可以加速侧支循环血管的建立。在侧支循环建立良好时，即使病人有少量动脉硬化，也不影响肢体功能和感觉，从而极大地改善患者动脉硬化症状。

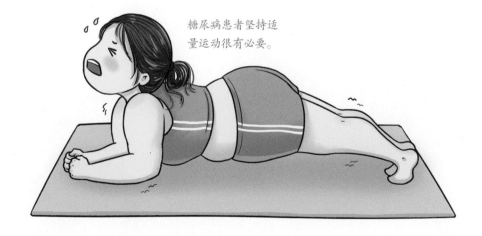

糖尿病患者坚持适量运动很有必要。

194^招 有氧运动

有氧运动，是指能增强体内氧气的吸入、运送和利用的耐久性运动。在整个运动过程中，人体吸入的氧气和人体需要的氧气基本保持平衡，即吸入的氧气量基本可以满足体内氧气的消耗，不会导致缺氧。有氧运动的特点是强度低、时间长、不中断、有节奏，让人呼吸有点儿急促，又不至于气喘吁吁；有点儿出汗，又不至于大汗淋漓，是一种低中强度的运动，特别适合糖尿病等慢性疾病患者。

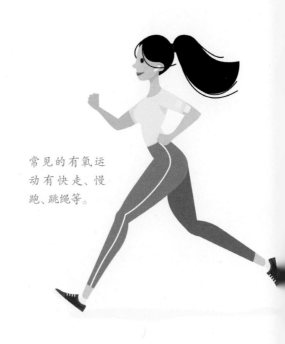

常见的有氧运动有快走、慢跑、跳绳等。

195^招 力量训练

力量训练可以增加肌肉力量，改善功能，也能降低摔伤和骨折的风险。力量训练要量力而行，强度不要过大。常见的如弹力带运动、举重运动、拉力器运动，能有效增强肌肉的质量和耐力，对于糖尿病患者血糖的长期控制有利。还有利于提高机体的免疫力，提高抗病能力，延缓糖尿病并发症的发生和发展。因此，建议糖尿病患者将有氧运动与力量训练交替进行。

196^招 柔韧运动

柔韧运动可增加肢体的灵活性和减少运动损伤。老年人进行柔韧性运动对保持和改善平衡力有很大的帮助，可降低跌倒的风险。需要注意的是，柔韧运动不能替代其他的运动形式。

练习瑜伽可以缓解压力，调节内分泌系统，改善不良饮食习惯。

197 ^招 运动强度

轻度运动	散步、太极拳、瑜伽、八段锦、做家务、气功等
中度运动	快走、慢跑、骑行、健身操等
强度运动	快跑、跳绳、爬山、游泳、各种球类运动等

198 ^招 运动时间与要求

1. 饭后半小时至 1 小时运动最佳(从第一口饭算起)。饭后 1 小时左右是血糖值达到最高的时间段，在这段时间内运动能够消耗葡萄糖，抑制血糖值上升。

2. 饭后是消化系统运动的高峰时期，如果糖尿病患者饭后立即运动会导致血液多流向运动的肌肉和骨骼，使肠胃的消化过程受阻，易导致腹疼。

3. 每周不能少于 5 次。

4. 每次需坚持 30~60 分钟。

5. 运动时感觉周身发热、出汗。

6. 最大安全运动心率为：220 减去年龄。

7. 避免清晨空腹运动和深夜运动。早上空腹运动，极易引起低血糖; 深夜身体已经准备休息，这时进行运动会扰乱身体运行，影响睡眠。

8. 避开胰岛素作用的高峰期运动。正在接受胰岛素治疗的患者，要避开胰岛素在体内生效的时间段，否则极易引发低血糖。

糖尿病患者运动应注意时间和频率，切忌盲目运动。

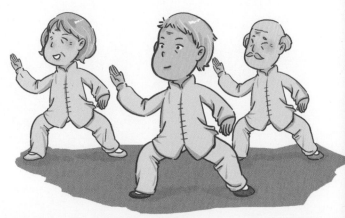

199^招 运动前注意事项

- 进行全面的身体检查，如血糖、血压、血脂、心率、酮体、眼底、尿常规、肾功能、心电图、胸片、肺功能、肝功能等。

- 与医生讨论运动方式，谨遵医嘱。

- 运动时应穿着宽松舒适、吸汗排汗良好的衣物；穿合脚、柔软、舒适、透气性强的运动鞋和棉袜，尤其是糖尿病足患者，更应该注意保护脚部。

- 注意天气变化，雨、雪、霾等恶劣天气尽量避免户外运动。

- 需选择平整宽阔的场地进行运动，注意避开不平整路面。

- 运动前需要进行热身运动，热身运动可以防止肌肉拉伤，减少受伤概率，增加关节活动范围，提高身体协调性。

200^招 运动中注意事项

- 为防止糖尿病患者在运动时出现意外，需随身携带患者本人医保卡和姓名、年龄、家庭住址、紧急联系人的电话的卡片，或者与家人一起运动，全家人共同养成良好的运动习惯。

- 时刻反观自己的身体感觉，注意心率的变化，如果感觉不适，立刻停止运动，并找他人求助。

- 天气炎热时，及时补充水分，但不能一次性过多饮水，大口喝水虽然感觉很舒爽，但会给肠胃增加负担；天气寒冷时，注意保暖。

- 随身携带糖果，以便低血糖时食用。

201^招 运动后注意事项

- 运动后需要进行 15 分钟的拉伸运动，以缓解肌肉疼痛，预防肌肉僵硬。

- 更换衣物，以防感冒。

- 补充水分，小口饮用。

- 做好运动记录，监测血糖变化。

- 如有不适，及时与医生沟通。

202^招 适合运动的人群

- 病情稳定的 1 型糖尿病患者。

- 2 型糖尿病患者，特别是肥胖的 2 型糖尿病患者。

- 妊娠期糖尿病患者可适量运动。

- 糖耐量异常及糖尿病高危人群。

- 预防糖尿病的人群。

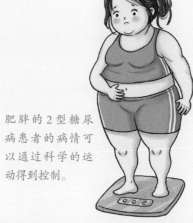

肥胖的 2 型糖尿病患者的病情可以通过科学的运动得到控制。

203^招 不适合运动的人群

- 病情控制不佳者。血糖很高（＞16.7毫摩尔 / 升）或者血糖波动很明显的患者。

- 糖尿病合并视网膜病变，有眼底出血倾向的患者。

- 血压过高（＞180/110 毫米汞柱）的患者。

- 有严重的心律失常、心肺功能不全的患者。

- 肝肾功能不全的患者。

- 糖尿病合并急性并发症的患者。

- 糖尿病肾病患者应减小运动量。

- 糖尿病神经病变影响到四肢、肌肉感觉的患者应该在有效的保护和监测下进行运动。

- 糖尿病足病患者必须在进行评估后，根据结果进行适量运动，严重者不宜运动。

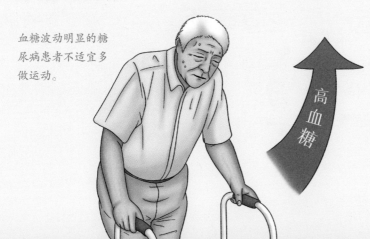

血糖波动明显的糖尿病患者不适宜多做运动。

高血糖

204招 运动效果评估

运动量适宜	微微出汗、有发热感、轻松愉快、稍有乏力，但休息后很快恢复、血糖下降
运动量过大	大汗、胸痛、胸闷、呼吸困难、恶心、头晕、全身乏力，休息后未能恢复、血糖升高
运动量不足	无汗、无发热感、心率无变化、血糖无改变

205招 消耗 1 个交换份（ 90 千卡）所需的时间

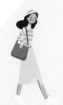
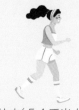
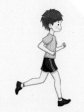
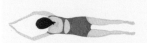
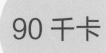
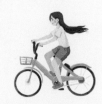
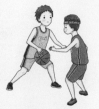
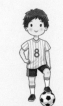

散步（3.6 千米 / 时）
30 分钟

快走（5.4 千米 / 时）
21 分钟

慢跑（9.6 千米 / 时）
10 分钟

游泳（2.5 千米 / 时）
12 分钟

90 千卡

骑行（19.2 千米 / 时）
30 分钟

篮球（非竞赛）
7.5 分钟

足球（非竞赛）
6 分钟

206^招 运动前测血糖

运动会消耗一定的热量，使血糖值降低，对糖尿病病情的控制很有帮助。如果糖尿病患者运动前血糖值较低，运动后就有可能出现低血糖。特别是采用胰岛素治疗的糖尿病患者，由于运动能增强人体对胰岛素的敏感性，更易导致低血糖，不仅不利于糖尿病的控制，还会给身体带来损害。

因此，糖尿病患者在运动前必须要测量血糖，如果运动前血糖<5.6毫摩尔/升，应进食碳水化合物后再开始运动，以预防运动过程中发生低血糖。如果运动前血糖 > 16.7 毫摩尔 / 升，请暂时不要运动。所以为了保证运动的安全性，糖尿病患者运动前一定要监测血糖。

207^招 运动后监测血糖

为了了解运动的降血糖效果，糖尿病患者可以在初次或者调整运动方式的阶段检测运动后的血糖，然后根据运动前后的血糖水平变化，增减运动量。运动结束后不要立刻检测血糖，待心率恢复正常以后再测。

若在运动期间感觉不适也应测血糖（判断是否为低血糖），如果当天运动量比较多，那么睡觉前也应测血糖，看看是否出现延迟的血糖改变。

为了方便血糖的频繁测量和定时测量，一定要选择记忆能力强、能储存多次测量值的血糖仪，这样才能更好地把握血糖波动状况，达到控制血糖的目标。

运动之后休息 1 小时，再测血糖，才能反映真实的血糖水平。

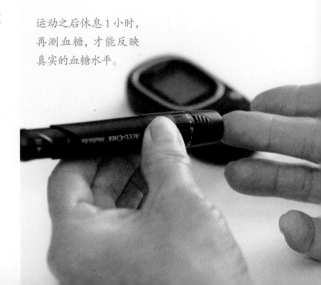

208招 不宜空腹晨练

糖尿病患者应尽量避免长时间空腹后和降糖药物作用的高峰时间进行运动。早晨空腹运动容易引发低血糖，可以在吃完早餐后 1 小时进行运动。但有些糖尿病患者会出现"黎明现象"，即在早餐前往往血糖升高，这时可以选择早晨空腹锻炼。如果有早晨起床后运动的习惯，应注意检测运动前后的血糖水平，若运动前血糖偏低，最好少量进食后再去运动，以避免运动中发生低血糖。

209招 运动时可能出现的不良反应

1. 血压过高的糖尿病患者，运动后可能会发生体位性低血压。

2. 糖尿病并发视网膜病变的患者进行剧烈运动后，可导致视网膜出血。

3. 运动会加重心脏负担，心肺功能不好的患者，可能因此诱发心绞痛，使缺血性心脏病加重。

4. 糖尿病并发肾病患者在运动时会加速血流量，增加尿蛋白的排出量，进一步加重肾病。

5. 长期坚持单一的运动方式会引起关节的劳损。

210招 运动后可以立即休息吗

运动后最好不要立即坐下来休息，应再进行 15 分钟的拉伸运动、慢走、自我按摩等。待心率、血压下降至正常水平后，再进行休息。

211招 运动前不宜注射胰岛素

注射胰岛素后再进行运动，容易引发低血糖，因此要避开胰岛素作用期再进行运动。另外，尽量不选择大腿部位注射胰岛素，因为运动时腿部剧烈活动，血流量增大，胰岛素吸收加快，更容易发生低血糖。如果要进行中等强度以上的运动且持续时间较长，可适当减少运动前胰岛素的用量或口服降糖药的剂量。

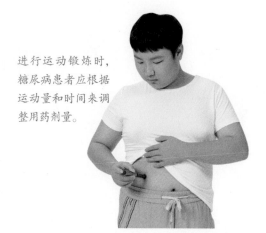

进行运动锻炼时，糖尿病患者应根据运动量和时间来调整用药剂量。

212招 运动是否一定要出汗

很多人错误地认为，只有出了汗才有减肥的效果，其实不然，出汗与减肥没有绝对的关系，也并不是出汗越多，减肥效果越好。运动时体温升高，身体为了保持正常体温，会通过排汗的方式来调节体温。汗水里98%的成分都是水，而脂肪是不会转化成汗水排出来的。警惕大量出汗的减肥方法，虽然这种方法会快速地降低体重，但降低的体重实际上是水的重量，这样减肥完全没有意义。而有氧运动消耗热量，力量训练增加肌肉含量，改变人体脂肪和肌肉成分，提高代谢率，身体代谢出多余的热量后，自然就达到了减肥的目的。

213招 家务劳动不能代替运动

做家务虽然具有运动的部分特点，但与糖尿病治疗意义上的运动还是有区别的，因为做家务不具有运动治疗的连续性和运动量。一般来说，做家务不能满足治疗所需要的运动量，而且做家务的运动强度也很低。而糖尿病运动要达到治疗疾病的一定运动量和强度。因此，不能用家务劳动完全取代运动。但对于极度缺乏运动、不适合运动的患者来说，先从做家务开始也是不错的选择。

214^招 运动需要持之以恒

运动必须长期坚持才能达到好的效果。一般情况下，糖尿病患者每周运动应保持在 3~5 次。如果三天打鱼两天晒网，没有规律，不仅对降糖无效，还可能引起血糖不稳，对糖尿病的治疗起反作用。无规律的运动仅有助于运动前一餐餐后血糖的控制，而对其他时间的血糖毫无作用，血糖控制也就达不到满意的效果。而规律运动则可以增加胰岛素敏感性，改善胰岛素抵抗，有助于降低血糖。同时规律运动还能够

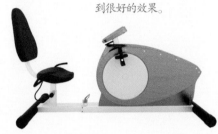

糖尿病患者持之以恒地进行规律的运动才能起到很好的效果。

改善心肺功能，增强运动能力，预防心血管疾病的发生，减少体内脂肪堆积，维持及降低体重。

215^招 运动需要循序渐进

在一开始进行运动时，尽量选择自己能够承受的运动来进行，运动时间也不能太长，以运动后稍微出汗为宜。之后可以根据自己的身体情况，逐渐增加运动时间和运动量。

216^招 运动时要注意安全

① 要做好运动准备，避免外伤。

② 运动后要注意保暖、放松等，不要着凉。

217^招 运动前的热身运动

颈部旋转：前后左右活动头部，拉动颈部肌肉。动作共需进行 3 组，每组 10 次，每组间允许有 5~10 秒的休息时间。

髋关节旋转：身体上半部分前倾，腰部向下弯曲 90°，身体起来，分别向左向右弯曲，拉伸。动作共需进行 3 组，每组 10 次，每组间允许有 10~30 秒的休息时间。

上臂拉伸运动：手持轻重量的小哑铃或者不拿，侧平举，慢慢举过头顶，再放下。动作共需进行 3 组，每组 10 次，每组间允许有 10~30 秒的休息时间。

C 字绕肩：身体站直，双臂伸展，顺时针做画图动作。动作共需进行 3 组，每组 10 次，每组间允许有 10~30 秒的休息时间。

前后压腿：右腿向前，左腿向后，成弓步，双手撑在右腿上，左腿往下压。做 10 次，换另一侧做相同动作。

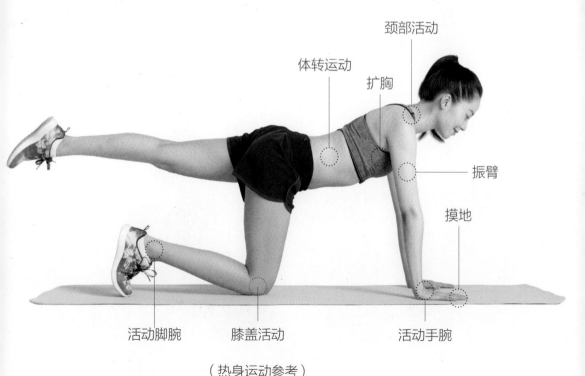

颈部活动
体转运动
扩胸
振臂
摸地
活动脚腕
膝盖活动
活动手腕

（热身运动参考）

218^招 运动后的拉伸运动

• 保持坐姿，两脚底相对，双腿尽量向下压，两手握在脚踝，手肘放在大腿上，施压力将大腿缓缓往下推，直到大腿肌肉感到紧绷为止。动作中配合呼吸，且停留 10 秒钟。

• 坐在地板上，一腿弯曲，膝盖靠着胸部，另一腿伸直，身体向前倾斜，两手往脚趾方向伸展。动作中配合呼吸，停留 10~15 秒。

• 平躺，两手环抱住双腿，然后将双腿往胸部方向拉，背部保持平贴于地面。动作中配合呼吸，停留 10~15 秒。

• 站立，一脚向前伸出，膝盖弯曲勿超过脚尖，另一脚向后伸直，脚尖向前，脚后跟往地板伸直，保持肌肉拉紧的状态。动作中配合呼吸，停留 20 秒钟，换边，并重复相同动作且注意勿过度伸展。

• 两脚打开与肩同宽，膝盖微弯，一手向上伸直，另一手自然放在腹前，侧弯腰的动作。动作中配合呼吸，停留 10 秒钟，换边，并重复相同动作。

• 两手放在背后互抓然后徐徐地将手臂往上抬高到舒适的位置，然后保持这种姿势，动作中配合呼吸，停留 10~15 秒钟。

• 两手放在背后，一手抓着另一手的手肘，缓缓向下压。动作中配合呼吸，停留 15~20 秒钟，换边，并重复相同动作。

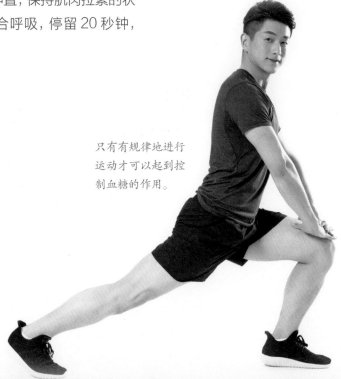

只有有规律地进行运动才可以起到控制血糖的作用。

219^招 制订每周运动计划表

　　运动也应像饮食一样，得有详细的计划，包括每天运动多长时间、运动强度为多大等。否则，想起来就运动，想不起来就不运动，就会使运动治疗失去意义。糖尿病患者可以参照以下《一周运动计划表》，根据自己的实际情况，为自己制订一个能长期坚持下去的运动计划。此处提供两份计划表，读者朋友可根据个人情况参考选择。

一周运动计划表

时间	运动项目	运动时间
星期一	太极拳	60 分钟
星期二	八段锦	60 分钟
星期三	休息	—
星期四	快步走	45 分钟
星期五	骑行	60 分钟
星期六	休息	—
星期日	爬山	45 分钟

时间	运动项目	运动时间
星期一	散步	40 分钟
星期二	快走	40 分钟
星期三	休息	—
星期四	慢跑	30 分钟
星期五	骑行	60 分钟
星期六	休息	—
星期日	游泳	60 分钟

220^招 松静功

松静功又名放松功，是用于修身养性的一种静坐功法。对于老年糖尿病合并心脏病患者尤为适宜。

取坐位，身体放松，两腿分开与肩同宽，两臂放松。两手放在大腿上。自然呼吸，要求悠悠吸细细呼，同时配合意念，以静、松为主，结合身体部位自头部由上而下至足，依次默念"头部松——颈项松——肩膀松——两臂松——两腿松——两足松"。在松的过程中如有不适部位可随时调整，当感觉全身舒服时则以意念结合呼吸整体放松，吸气默念

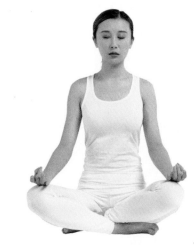

"静"，呼气默念"松"，逐步进入静的状态，持续30分钟。练功结束时，先做三次吸气鼓腹、呼气收腹的丹田呼吸，然后搓手擦面拉耳，结束练习。

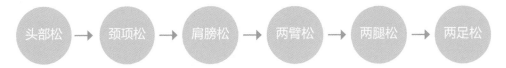

头部松 → 颈项松 → 肩膀松 → 两臂松 → 两腿松 → 两足松

221^招 八段锦

八段锦的体势有坐势和站势两种，坐势练法运动量小，适于起床前或睡觉前穿着宽松舒适的衣服锻炼。站势练法运动量大，适于各种年龄、各种身体状况的人锻炼。

松静自然

松静自然，是练功的基本要领，也是最根本的法则。松，是指精神与形体两方面的放松。

准确灵活

练功时的姿势要正确，切不可随意马虎。并且练习时动作幅度的大小、姿势的高低、用力的大小、呼吸的调整等，都要根据自身情况灵活掌握。

练养相兼

形体运动、呼吸调整与心理调节要有机结合，让身体出现轻松舒适、呼吸柔和、意守绵绵的静养状态。

222^招 五禽戏

五禽戏是东汉名医华佗在古代仿生导引吐纳术的基础上，根据虎、鹿、熊、猿、鸟的活动特点，结合中医脏腑、经络、气血理论编成的一套具有民族特色的仿生养生法。由于这5种动物的生活习性不同，活动的方式也各有特点，或雄劲、或轻捷、或沉稳、或变幻、或高飞。糖尿病患者模仿它们的姿态进行运动，可使全身气血流畅，起到锻炼关节、脏腑的作用，有利于血糖的控制。

223^招 太极拳

打太极是老年人活动比较多的运动。太极拳动作柔和，可平衡阴阳，疏通经络，改善人体的代谢功能，从而促使血糖下降，有助于提高糖尿病患者的免疫功能，改善其对血糖的控制能力。调查显示，糖尿病患者连续打太极拳12周后，血糖能得到很好的改善，并且还能提高免疫力。如果锻炼者体质虚弱，可以打半套太极拳，或者可以只练习基本动作，如果身体好则可以打全套太极。

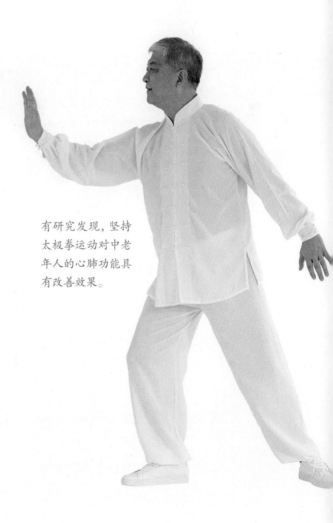

有研究发现，坚持太极拳运动对中老年人的心肺功能具有改善效果。

224^招 散步

对于没有运动习惯，缺乏运动的人来说，必须循序渐进，切不能心急，从一开始就选择高强度的运动。建议从散步开始建立运动计划，以每天一万步为目标，随时随地创造走路的机会。

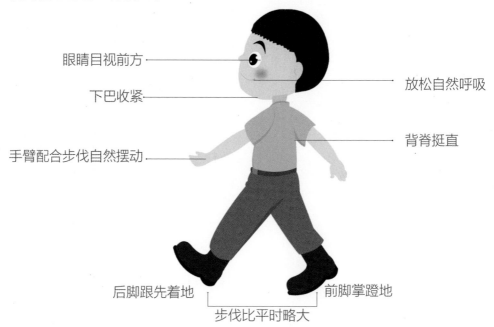

眼睛目视前方

下巴收紧

手臂配合步伐自然摆动

放松自然呼吸

背脊挺直

后脚跟先着地

前脚掌蹬地

步伐比平时略大

225^招 水中运动

对于肥胖或超重的糖尿病患者来说，长时间步行和慢跑会对膝关节造成伤害，甚至有可能引起关节炎。那么水中运动就可以很好地解决这个问题。

游泳的好处在于水中的浮力能够减轻膝关节和腰部的负担。游泳时尽量选择轻松的游泳方式，慢速长游。

对于不擅长游泳的人来说，水中行走也很有效，由于身体受到水的巨大阻力，比在陆地上的运动量更大，同时也能有效地锻炼肌肉的力量。

需要注意的是，水中的浮力会让人感觉身体轻松，往往容易运动过度，因此掌握好运动量非常重要。另外，运动前的热身运动和运动后的拉伸运动依然是必不可少的。

226^招 骑行运动

骑行与游泳一样，可以减少体重对膝关节的损害，更适合肥胖或超重的糖尿病患者。户外骑行时，要注意交通安全和道路的平整度，但冬季尤其是雨雪天气不建议户外骑行。可以选择健身房的有氧健身车或者购买家用健身车，不用担心交通事故或摔倒的危险，也不受天气的影响。而且通过设定可以控制运动的强度。

227^招 慢跑运动

慢跑是有氧运动，有利于血糖的控制，促进肌肉组织对葡萄糖的摄取和利用，加速肝糖原、肌糖原的分解及末梢组织对糖的利用，从而降低血糖。并且慢跑还能起到减肥的作用。跑步可快可慢，可多可少，糖尿病患者要根据自己的情况酌情而定，量力而行，制订在一定时间内跑完一段距离的计划，从少到多、从短到长，逐步增加。

慢跑时用腹式呼吸，吸气深长并鼓腹，呼气缓慢并收腹。步伐轻快，双臂随步伐自然摆动。以主观上不觉得难受、不喘粗气、不面红耳赤为宜。

228^招 爬山

登山时动作宜缓慢，尤其是老年患者。根据自己的身体情况，适时休息，避免过度疲劳。同时，注意预防腰腿扭伤。因此，在每次休息时都要按摩腰腿部肌肉，防止肌肉僵硬。按摩方法很简单，即用两手轻轻按揉或捏拉腰背部、大腿及小腿的各处肌肉。休息时不要坐在潮湿的地上和风口处；出汗时可稍松衣扣，但不要脱衣摘帽，以防伤风受寒；进餐时应在背风处，先休息一会儿再进食。

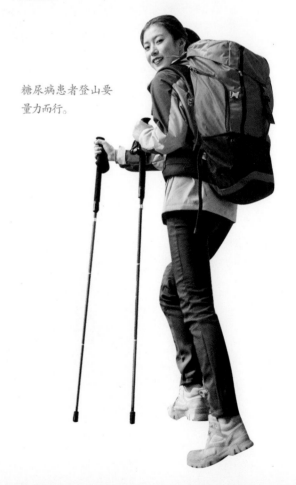

糖尿病患者登山要量力而行。

229^招 瑜伽

　　瑜伽运动可以平衡内分泌，帮助降低体脂，有助于胰岛素正常分泌，改善神经功能，有效降低血糖。

　　另外，在瑜伽的练习中，身体的血液循环乃至微循环都畅通许多，新陈代谢率也得到了提高，这样有助于帮助身体主动地排除体内垃圾废物，减轻脏腑负担。

　　在众多运动中，瑜伽是相对安全有效的运动方法，不会像跑步、打球等容易使心率处于比较高的状态，或者是运动后大汗淋漓，非常适合中老年患者或者妊娠糖尿病患者。

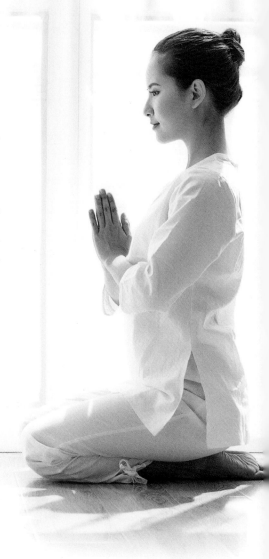

230^招 跳舞

　　舞蹈是一种全身性的、有节奏的运动，不但可以恢复和增强身体功能，还可以缓和紧张的情绪。患者可以将舞蹈作为一种运动爱好，这样就更有动力让自己将运动坚持到底。

　　舞蹈尤其适合早期的糖尿病患者，可用来调理身心，控制血糖。需要注意的是，跳舞用于治疗糖尿病可根据民族、地区及个人爱好等选择合适的舞蹈内容。以患者喜欢、易学易行并适合病情及个人体质状况等为原则，不必追求舞蹈的艺术性，仅以对疾病有益为目的。凡心脏病患者及年迈体衰者，舞蹈活动时间不宜过长，更不能进行过于剧烈、动作复杂、难度大的舞蹈活动。

231^招 糖尿病合并高血压的运动疗法

如果患者是青壮年，在心脏和身体没有问题的情况下，只要不是过于刺激和剧烈的运动都是可以的。像游泳、慢跑、骑自行车、跳健身操等有氧运动都是很好的选择。如果是老年患者，或者身体虚弱的，可以进行散步、快走、适当爬楼梯、打太极拳等运动，对身体也有帮助。

慢跑和长跑的运动量较大，糖尿病并发高血压的患者可以先在 10~12 分钟之内，快速行走 1000 米，如果没有不适反应，再进行跑步锻炼。跑步时间由少逐渐增多，慢慢进行。推荐采用间歇训练法，即慢跑 30 秒，休息 60 秒，这样反复进行。但血压不稳定的患者不建议进行此项运动。

232^招 糖尿病合并心脑血管疾病的运动疗法

对于糖尿病合并心脑血管疾病的患者，其运动方案实施前需全面评估身体情况，包括心电图、运动负荷试验等，排除潜在的危险因素，找到适合自己的运动方法。糖尿病合并心脑血管疾病患者应选择节奏比较缓慢的运动，比如太极拳、散步、骑行等。不宜进行强度过大、速度过快的剧烈运动。如遇紧急情况，比如在运动中出现腹痛、胸痛、呼吸困难、气短、头晕、恶心、呕吐、心悸、虚弱、出虚汗、极度乏力或心绞痛发作等情况时应立即停止运动，及时就医。

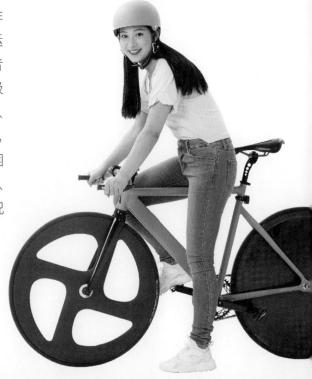

233^招 糖尿病足的运动疗法

适量运动可以控制体重，提高患者身体的综合素质。患者应选择适合自身的运动方式进行锻炼，循序渐进，持之以恒。但要注意减轻足部病变部位的负重和压迫，不可长时间站立，行走时可使用拐杖。必要时限制活动，减少体重负荷，抬高患肢，以利于下肢血液回流。此外，还要注意足部的保护，避免足部受伤。

由于糖尿病足致残率和截肢率较高，治疗过程长，因此患者可积极向医生咨询，多与病友交流，以缓解恐惧心理，提高战胜疾病的勇气，以减轻思想负担，保持乐观豁达的人生态度，积极配合治疗。

要多了解糖尿病患者足部护理和有关健康的知识。多数糖尿病患者足部丧失感觉，要特别注意避免外伤和热力伤，穿松紧合适的袜子、大小适中的软底鞋。

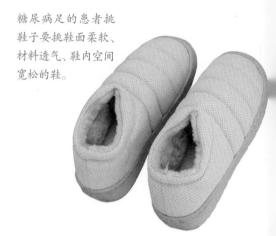

糖尿病足的患者挑鞋子要挑鞋面柔软、材料透气、鞋内空间宽松的鞋。

234^招 糖尿病肾病的运动疗法

患病早期可采用太极拳、五禽戏、八段锦等传统锻炼方法。适量活动、不宜剧烈运动、不可过劳，睡眠充足，切忌熬夜。

糖尿病肾脏疾病是指糖尿病自身微血管病变引起的肾脏损害，临床上以糖尿病患者出现持续性尿蛋白为主要标志。症状表现为：蛋白尿、水肿、高血压

等，严重者可引起肾衰竭，危及生命。

建议罹患糖尿病肾病的患者将目标体重指数控制在正常值范围内，即 BMI 数值在 18.5~23.9 这个范围内为宜。

235^招 糖尿病合并骨质疏松的运动疗法

防治骨质疏松的3大原则是补钙、运动疗法和饮食疗法。然而，很多人把重点只放在了补钙和饮食上，而规律的运动不仅能控制血糖、体重，还可以帮助骨生长和骨重建。因此，运动对于防治骨质疏松可以起到药物不能替代的作用。但对于糖尿病合并骨质疏松症这样一个特殊群体，运动是要有选择的。

• 行走就是个不错的选择，患者可以根据自身情况，选择快步行走和慢走。如果行走困难或腰腿疼痛，可以借助健身器做蹬车训练。

• 柔韧性训练能增加关节活动度，有助于身体平衡并防止肌肉损伤。太极拳就是一项很好的柔韧性训练运动。太极拳为全身性运动，全身各大小肌群和关节都参加活动，因此长期练习有助于使关节运动灵活，改善关节韧带弹性、柔韧性和平衡能力，不容易跌倒和骨折。

• 力量训练可以增强上臂和脊柱的力量，还能防止骨质疏松的进一步恶化。对于身体状态比较好的患者，可以提举哑铃之类的重物或者使用训练力量的健身器械来锻炼全身的骨骼、肌肉，特别是腿部、胳膊和躯干的大群肌肉。力量负荷训练是一个渐进的过程，所以，要从小的强度开始，在几个月内逐渐增加训练强度。在训练肌肉力量的同时，应逐渐增加重量，但是，每个星期增加的重量不宜超过已有重量的10%，否则会增加受伤的危险。切记选择最适合的重量，不要急于求成。

柔韧性训练对于老年糖尿病患者有些难度，视个人情况选择即可。

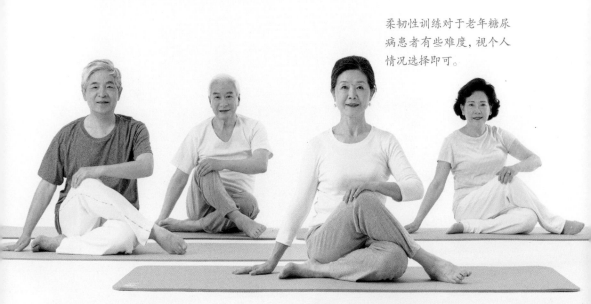

236^招 糖尿病眼病运动疗法

• 先从低运动强度开始，比如散步、太极拳等，如果身体适应，没有出现不良反应后可以慢慢加大运动量。

• 选择地面平坦的运动场地，光线充足，最好在室内进行运动，以免发生摔倒等意外事件，造成不必要的伤害。可以选择跑步机、健身车等。

• 外出运动时应做好眼部防护，户外日光强烈，应佩戴防护镜，避免紫外线损害视网膜。

• 力量训练不适合糖尿病眼病患者。

• 避免剧烈运动。跑步、游泳、球类运动等都不适合糖尿病眼病患者，会加速眼部病变。

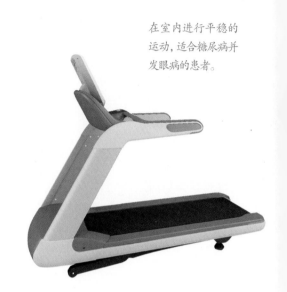

在室内进行平稳的运动，适合糖尿病并发眼病的患者。

237^招 儿童糖尿病患者的运动

家长应事先做好必要的准备

糖尿病患儿的运动疗法和普通疗法一样，运动强度应从弱到强，运动时间从短变长。但更多的是需要家长的鼓励、配合和陪伴。糖尿病患儿在运动过程中应注意以下三点：

1. 随身携带食物及水。

2. 避免患儿空腹运动。

3. 避免患儿剧烈运动，运动过程需要循序渐进。

238^招 妊娠期糖尿病运动疗法

妊娠期妇女进行适当的运动，能增加机体对胰岛素的敏感性，同时促进葡萄糖的利用，对降低血糖有一定帮助，尤其肥胖孕妇更应该餐后进行一定的锻炼。研究表明，规律的运动不仅可降低妊娠糖尿病发生的风险，还可改善妊娠糖尿病患者的空腹和餐后血糖，以及改善心肺功能。考虑到胎儿的安全，建议运动要循序渐进，量力而行，运动前要对孕妇身体情况进行评估。

应选择运动强度较弱的有氧运动，如快步走、游泳、瑜伽等，不提倡进行剧烈的运动。先兆流产或者合并其他严重并发症的孕妇不适合进行运动。

239^招 老年糖尿病运动疗法

老年糖尿病患者若进行过度的体力活动，超过心、肺及肾脏负荷，可使冠心病及糖尿病肾病加重。适度的有氧运动或体力活动，如步行、太极拳、慢跑等，有利于控制高血糖、调节异常血脂及使有关并发症好转。

运动遵循的原则是循序渐进，持之以恒，因人而异，注意安全。运动前进行全面查体以评估身体的状态，再选择适合自己的运动方式。穿舒适的鞋、袜。选择平整、安全的运动场地进行活动。患有严重心脏病、心绞痛、高血压控制不良者等，不宜进行较大的运动量。

体操、五禽戏等都是比较适合老年糖尿病患者的运动项目。

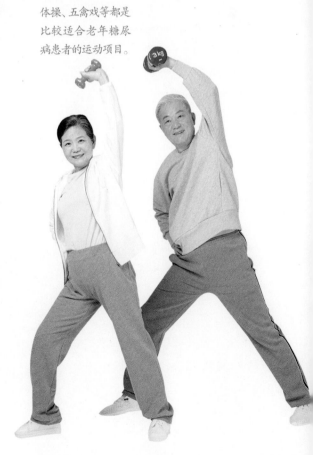

第四章

中医调养

　　中医认为糖尿病有着非常复杂的病机，疾病的发展又分为多个阶段，早期几个阶段重在防治，中期时可以控制，晚期就难以逆转，需要控制和治疗并发症。因此，糖尿病患者无论处于哪个阶段，都可以对症进行中医调摄，通过饮食调摄、中药调理、穴位按摩等多个方面尝试，总结出一套最适合自己的中医调养方式。

240^招中医对糖尿病的认识

中医把糖尿病称为消渴症，分为"上消、中消、下消"，是以多饮、多食、多尿、烦渴、消瘦、尿浊、尿有甜味为特征的一种疾病。本病的病变脏腑主要为肺、脾胃、肾，还常互相影响，慢慢还会伤及其他脏腑，所以糖尿病是全身性、慢性疾病。肺热伤津（上消）表现为口渴引饮、脾胃伤津（中消）表现为多食善饥、肾阴亏虚（下消）表现为饮多尿多。

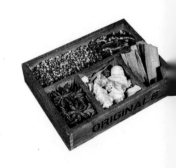

241^招中医对糖尿病的定义

糖尿病属于中医"消渴症"范畴，消渴是指因禀赋不足、饮食失节、情志失调、劳欲过度等导致肺、脾胃、肾功能失调，出现阴虚燥热，久则气血、阴阳两虚或血瘀所引起的以多饮、多食、多尿、形体消瘦或尿有甜味为特征的病症。

急则治其标，缓则治其本。相较于仅依靠降糖药物，中医更强调于改善内环境，针对消渴病"上消、中消、下消"的特征，上要养肺阴、中要健脾、下要补肾。患上糖尿病后，更需要注意情绪的调节，拥有健康的心态，有针对性地进食一些利于五脏六腑的食物。同时，在血糖稳定的情况下，多进行一些适合自身情况的运动锻炼，调理生活方式，养成良好的生活习惯，来改善自己的体内环境。

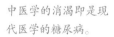

中医学的消渴即是现代医学的糖尿病。

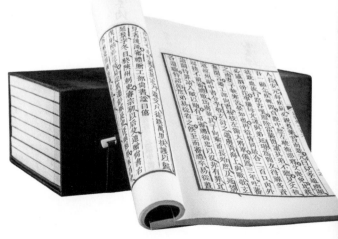

242招 禀赋不足，五脏脆弱

先天不足，各脏腑虚弱，不能尽责其功，若加之后天失养、饮食不节等，皆可诱发消渴病的发生。可见，禀赋不足、脏腑脆弱是消渴病发生的重要内因。从现代医学角度来看，中医的禀赋不足相当于遗传因素。

《黄帝内经•灵枢》中进一步指出："五脏皆柔弱者，善病消瘅。"五脏皆柔弱的意思是指气血不足，五脏功能不强。糖尿病患者到了中期、晚期一会儿心脏有问题，一会儿脾有问题，肝、肾等全身各个脏器都会出现问题。这都与它本身脏腑的功能特点有关系，就是皆柔弱，正气不足。

243招 情志失调，肝郁气滞

长期精神紧张、情绪波动过大，人体就会分泌生长激素、肾上腺素、去甲肾上腺素等激素，而这些激素均可抑制胰岛素的分泌，血糖升高。

中医学认为，肝主疏泄，调理气机，若情志失调，可使气机逆乱，影响肝主疏泄的功能，以致肝郁气滞，气滞而血瘀，郁瘀而化火，热消成疾。

《灵枢•五变》："怒则气逆，胸中蓄积，血气逆留，宽皮充肌，血脉不行，转而为热，热则消肌肤，故为消瘅。"

意思是说：性格刚烈而时常发怒的人，发怒的时候体内的气血会上逆，在胸中郁积起来，气血运动逆乱而滞留，充胀皮肤和肌肉，从而使血脉的运行受阻，郁积而生热，消耗人体内的津液，逐渐发展为阴精不足，日渐消瘦，从而引起消渴病。

发怒是人的本能，人应该坦诚地面对自己的怒气，努力找到解决问题的方法，通过深呼吸或听音乐、散步等方式把情绪发泄出来。培养一两个兴趣爱好，丰富自己的内心，增强信心，鼓起勇气脱离困境。

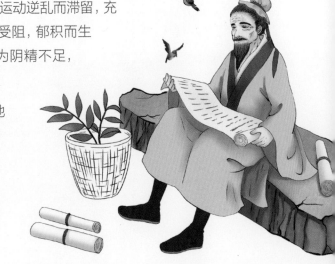

244 招 饮食不节,脾虚失运

脾胃为后天之本,气血生化之源。食物通过胃的受纳腐熟、脾的运化生清,化生水谷精微,内养五脏六腑,外养四肢百骸、皮毛筋骨。胰腺的生理功能属于中医的"脾主运化",血液中的葡萄糖属于"水谷精微"的范畴,胰腺分泌胰岛素属于"脾气散精"的范畴。因此,饮食不节、过食甘肥厚腻,导致脾的功能紊乱,不能运化水谷,中满内热,化燥伤津是消渴病发生的重要因素。

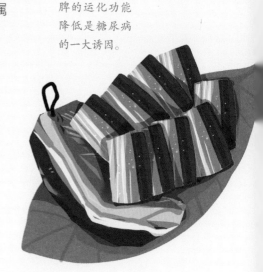

脾的运化功能降低是糖尿病的一大诱因。

《素问·奇病论》:"帝曰:有病口甘者,病名为何?何以得之?岐伯曰:此五气之溢也,名曰脾瘅。夫五味入口,藏于胃,脾为之行其精气,津液在脾,故令人口甘也,此肥美之所发也,此人必数食甘美而多肥也。肥者令人内热,甘者令人中满,故其气上溢,转为消渴。"

245 招 肥胖体质,痰浊内扰

大多数 2 型糖尿病患者身体肥胖或中心性肥胖,且属痰湿体质,痰湿形成后可损伤脾胃,脾虚失运又会加重痰湿,形成恶性循环,致使痰瘀互结,加重消渴病的发生、引发并促进并发症的形成。

《素问·通评虚实论》:"凡治消瘅、仆击、偏枯、痿厥、气满发逆,肥贵人则膏粱之疾也。"意思是,如果是肥胖体质的人得此五种疾病,则是由于喜好肥肉和精粮所造成的。

246^招 劳逸失度，五劳所伤

起居有常，劳逸结合则脏腑气血平和，体健无恙。反之，休作无度，劳逸失衡则百病自出。劳力、劳心，思虑过重，伤及脾胃，脾虚失运，生湿化热，转为消渴；久坐、久卧，过于安逸，气机不畅，津液代谢失常，痰湿内生，逐为消渴；房事不节，劳欲过度，肾精亏损，虚火内生，发为消渴。所以，劳逸失度，可损伤五脏，尤以脾肾为主，先后天之本受损，是消渴病发生的

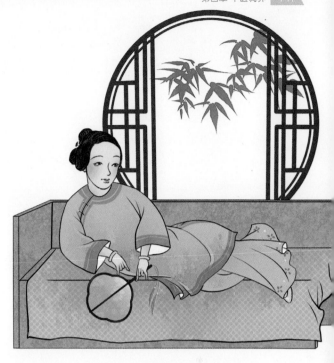

重要因素之一。现代医学证明，适度的运动可消耗体内多余的热量，减少肥胖，减少糖尿病的发生。

《素问·宣明五气》："五劳所伤：久视伤血、久卧伤气、久坐伤肉、久立伤骨、久行伤筋。是谓五劳所伤。"

247^招 气阴两伤，血脉瘀阻

糖尿病最易引发大血管和微血管的病变，合并心脑血管疾病、眼病、肾病、神经病变、糖尿病足等多种严重并发症。血瘀与消渴互为因果，血瘀可致消渴，消渴又易产生血瘀，形成恶性循环，加重糖尿病病情和引发诸多并发症。而血瘀又贯穿了糖尿病的始终，血瘀既是糖尿病发病过程中的病理产物，又是糖尿病并发症发生的重要病理机制。

《血证论》："瘀血在里，则口渴，所以然者，血与气本不相离，内有瘀血，故气不通，不能载水上升，是以发渴。"

248^招 未病先防，正气存内

糖尿病未发生时，应摄生养慎，顺应天时，调和阴阳，饮食有节，起居有常，七情合宜，劳逸适度，预防有损生命健康的诸多因素，从而调养人体正气，提高机体抗病能力，防止病邪的侵害，正所谓"正气存内，邪不可干。"另外，疾病初起之时多有先兆，此时立刻阻断病势，是中医未病先防思想的重要内容。

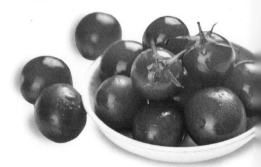

《素问·四气调神大论》："圣人不治已病治未病，不治已乱治未乱，此之谓也。夫病已成而后药之，乱已成而后治之，譬犹渴而穿井，斗而铸锥，不亦晚乎！"

249^招 饮食有节，起居有常

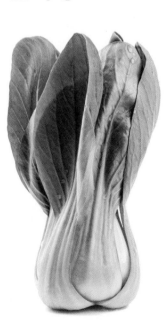

预防糖尿病需进行饮食调整，以清淡为主，控制摄入食物的总热量，调整饮食结构，限制钠盐、高热量和高脂肪的食物，增加不饱和脂肪酸、膳食纤维的摄入，并且戒烟限酒。

《千金方》："其（消渴患者）所慎者三：一饮酒，二房室，三咸食及面。能慎此者，虽不服药而自可无它，不如此者，纵有金丹亦不可救，深思慎之。"

250^招党参

性味：性平，味甘　　**归经**：归脾、肺经　　**功效**：补中益气，养血生津

主治：中气不足，脾肺气虚，体虚倦怠，食少便溏，咳嗽气喘，津伤口渴，内热消渴等。

成分：皂苷、糖类、蛋白质、维生素 B_1、维生素 B_2、淀粉及少量生物碱、多种人体必需矿物质元素和氨基酸等。

党参鸡腿汤

原料：鸡腿500克，玉米200克，党参、姜片、盐各适量。

做法：1.鸡腿洗净，去皮；玉米洗净，切段；党参洗净。2.高压锅内放入适量水，把洗好的鸡腿、玉米、党参、姜片一起放进锅中，加适量盐，炖煮30分钟即可。

党参龙眼红枣汤

原料：红枣30克，党参5克，龙眼5克。

做法：1.将红枣、党参、龙眼洗净备用。2.将备好的食材放入养生壶，大火烧开，改用小火煮30分钟即可。

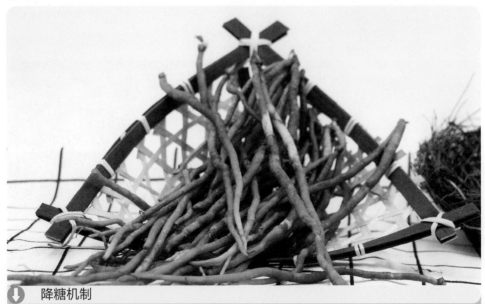

⬇ 降糖机制

党参多糖等活性成分可抑制糖异生，促进肝糖原合成，改善胰岛素抵抗。

251^招 枸杞子

性味：性平，味甘　　　　**归经**：归肝、肾经　　　**功效**：滋补肝肾，明目

主治：目视不清，头晕目眩，腰膝酸软，消渴引饮。

成分：枸杞多糖、氨基酸、牛磺酸、胡萝卜素、甜菜碱、维生素 A_1、维生素 B_1、维生素 B_2、维生素 C 以及矿物质钾、钙、钠、锌、硒等。

冬瓜枸杞子姜丝汤

原料：冬瓜 250 克，枸杞子 3 克，金针菇 10 克，姜、盐各适量。

做法：1. 冬瓜去皮、洗净、切片，金针菇洗净，去根部，姜去皮、切细丝，枸杞子稍稍用清水冲洗。2. 锅中放适量清水，煮开。3. 放入冬瓜及姜丝，煮至冬瓜六成熟。4. 放入金针菇煮开，放入枸杞子，小火焖一会儿。5. 出锅前放适量盐调味即可。

枸杞子山药蒸糕

原料：铁棍山药半根，鸡蛋 1 个，枸杞子 3 克，红枣 2 个。

做法：1. 山药削皮、洗净、切段；红枣去核，果肉切成块。2. 将山药、枸杞子、红枣肉放入料理机，磕入 1 个鸡蛋，选择研磨模式，搅打所有食材至细腻均匀。3. 玻璃碗底铺烘焙油纸，倒入搅打好的面糊，覆保鲜膜，用牙签扎几个小孔。4. 蒸锅上汽，入蒸锅蒸制 15 分钟即可。

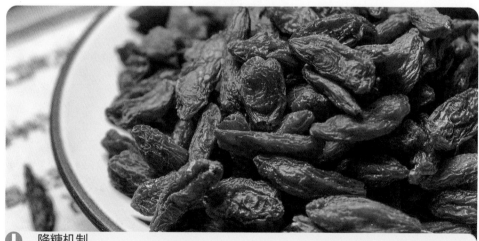

↓ 降糖机制

枸杞子可以修复胰岛细胞及促进胰岛 β 细胞的再生，因此具有降低血糖的作用。

252^招 黄芪

性味：性微温、味甘　　**归经**：归脾、肺经　　**功效**：补气升阳、益卫固表、托毒生肌、利水消肿

主治：气虚乏力、中气下陷、内热消渴、痹痛麻木等。

成分：苷类、多糖、氨基酸、微量元素等。

黄芪陈皮粥

原料：黄芪5克，陈皮3克，糙米50克。

做法：1.陈皮碾粉待用，糙米以清水浸泡30分钟。2.将黄芪加适量清水煮成浓汁，滤去渣。3.黄芪水里加入糙米煮成粥，再加入陈皮稍煮一会儿即可。

黄芪红枣茶

原料：黄芪5克，红枣3个。

做法：1.黄芪清洗干净后，以清水浸泡20~30分钟。2.红枣切开去核，稍微浸泡一下。3.把黄芪连同浸泡的水以及红枣放入锅内，加入适量清水，大火烧开、小火慢煲20分钟即可。

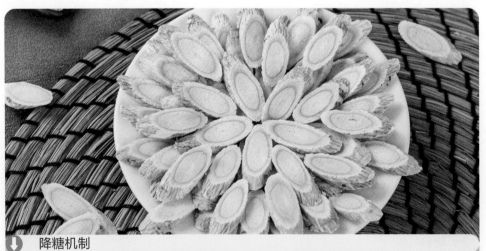

↓ 降糖机制

黄芪多糖可以改善胰岛素抵抗，抑制胰岛 β 细胞凋亡，增强胰岛素敏感度，促进胰岛 β 细胞分泌胰岛素，促进胰岛 β 细胞增殖。

253^招 决明子

性味：性微寒，味甘、苦、咸　**归经**：归肝、大肠经　**功效**：清热明目、润肠通便

主治：目赤涩痛、畏光多泪、头痛眩晕、目暗不明、大便秘结。

成分：含有多种蒽醌类化合物、多糖类化合物、氨基酸、微量元素等。

决明子菊花茶

原料：决明子 5 克，菊花 5 朵。

做法：1. 将决明子洗净，放入铁锅中，以小火干炒至有香味，听到噼啪的响声即可。2. 把炒好的决明子与菊花放进杯中。3. 用热水冲开，泡 15~20 分钟即可饮用。

决明子山楂茶

原料：山楂、决明子各 5 克。

做法：1. 养生壶内放入山楂和炒熟的决明子，加适量清水，浸泡 3 分钟。2. 大火煮开，转小火煮 10 分钟，关火。3. 冷却至常温饮用即可。

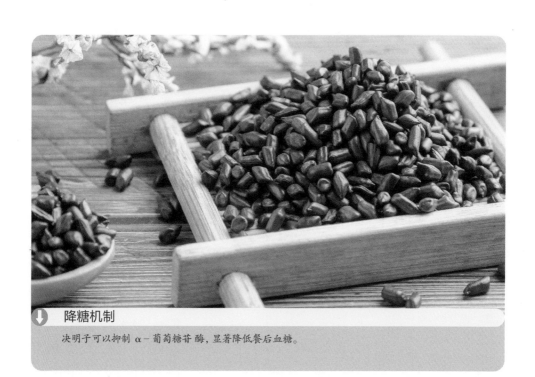

↓ **降糖机制**

决明子可以抑制 α - 葡萄糖苷酶，显著降低餐后血糖。

254^招 灵芝

性味：性平，味甘　　**归经**：归心、肝、脾、肺、肾经　　**功效**：补气安神、止咳平喘

主治：心神不宁、失眠、惊悸、咳喘痰多等。

成分：含有麦角固醇、树脂、甘露醇、多肽、多糖类、多种氨基酸等。

灵芝茶

原料：灵芝5克。

做法：1. 将灵芝剪碎，放入茶杯。2. 以300毫升沸水冲泡即可，可连续冲泡3次。

灵芝鸡腿汤

原料：鸡腿2只，灵芝5克，红枣、姜片、蒜、盐各适量。

做法：1. 将鸡腿焯水，去皮，剁成段；灵芝泡发；红枣对半切开、去核。2. 将备好的鸡腿、灵芝和红枣以及姜、蒜放入炖锅，加清水没过食材。3. 炖煮40分钟至鸡腿熟烂，出锅前加盐调味即可。

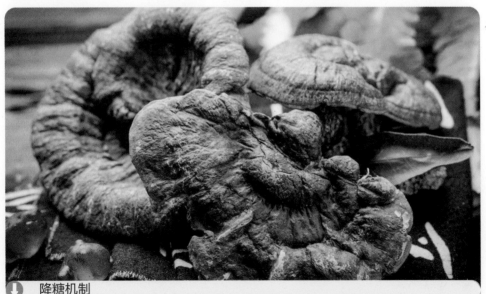

降糖机制

灵芝多糖能通过修复胰岛 β 细胞的损伤增加胰岛素的分泌，从而达到降糖的作用。

255^招 麦冬

性味：性微寒，味甘、微苦　　**归经**：归心、肺、胃经　　**功效**：养阴润肺、益胃生津、清心除烦

主治：肺阴不足、劳热咳嗽、口渴咽干、大便燥结。

成分：含有苷类、多糖、氨基酸及微量元素等。

菊花山楂麦冬饮

原料：菊花 2 克，麦冬 3 克，山楂 2 克。

做法：1. 以清水注入养生壶，放入菊花、麦冬和切好的山楂片，浸泡 3 分钟。2. 大火烧开，转小火焖 5 分钟即可饮用。

麦冬炖排骨

原料：排骨 150 克，麦冬 15 克，姜片、蒜、盐各适量。

做法：1. 排骨洗净、焯水。2. 麦冬用水浸泡 2 分钟，再清洗。3. 将备好的排骨和麦冬加入炖锅中，放入姜片和蒜，注入清水没过食材，大火烧开，转小火炖 40 分钟至排骨熟透，出锅前加适量盐调味即可。

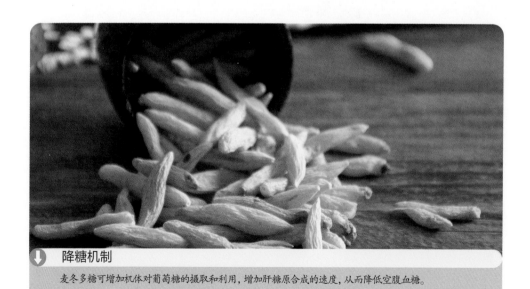

⬇ 降糖机制

麦冬多糖可增加机体对葡萄糖的摄取和利用，增加肝糖原合成的速度，从而降低空腹血糖。

256招 人参

性味：性微温，味甘、微苦　　　**归经**：归脾、肺、心经　　　**功效**：大补元气、复脉固脱、补脾益肺、生津止渴、安神益智

主治：体虚欲脱、肢冷脉微、脾虚食少、肺虚喘咳、津伤口渴、内热消渴、久病虚羸。

成分：含有多肽类、黄酮类、挥发油类、生物碱类、氨基酸类、多种维生素及矿物质。

人参鸽子汤

原料：人参3克，鸽子1只，料酒10毫升，姜片、盐各适量。

做法：1.用牙刷将人参表面轻轻刷洗干净，尽量保持参须完整。2.鸽子开小口，将内脏取出，洗净；鸽子尾椎油脂腺较多，可以切掉。3.开水下锅，加姜片和料酒，将鸽子里外氽烫去血污。4.将鸽子沥干水分，与人参一同入炖锅，以小火炖至鸽子熟透，加适量盐调味，即可出锅。

人参枸杞茶

原料：人参1根，红枣3个，枸杞子1克。

做法：1.红枣洗净，对半切开、去核。2.将人参、红枣和枸杞子一同放入养生壶，大火煮开，转小火，焖煮10分钟即可饮用。

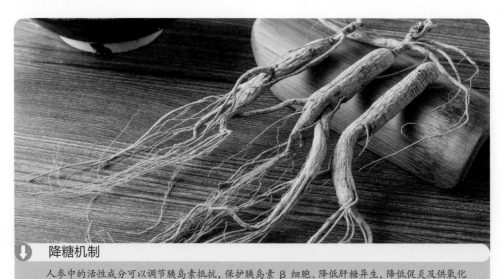

降糖机制

人参中的活性成分可以调节胰岛素抵抗，保护胰岛素β细胞、降低肝糖异生，降低促炎及供氧化应激分子水平。

257^招 肉桂

性味：性大热，味辛、甘　　　　**归经**：归肾、脾、心、肝经　　　　**功效**：补火助阳，引火归元，散寒止痛，活血通经

主治：肾阳不足、命门火衰、畏寒肢冷、腰膝酸软、阳痿遗精，肾阴不足、命门火衰导致的小便不利或频数、宫冷不孕、痛经经闭、产后瘀滞腹痛等。

成分：含桂皮挥发油、肉桂苷、桂皮苷、桂皮多糖和微量元素等。

肉桂羊肉汤

原料：羊肉 500 克，肉桂 5 克，料酒、盐、葱段、姜片、盐各适量。

做法：1. 将羊肉洗净，热水下锅，加适量料酒，放入羊肉焯烫，捞出洗净，切块。2. 将肉桂洗净，与羊肉一同下锅，加葱段、姜片。3. 大火烧开，转小火炖至羊肉熟烂，加适量盐调味即可。

肉桂姜茶

原料：肉桂粉 1 克，生姜丝适量。

做法：1. 将生姜丝放入锅中，注入清水，大火烧开。2. 放入肉桂粉，搅拌均匀即可饮用。

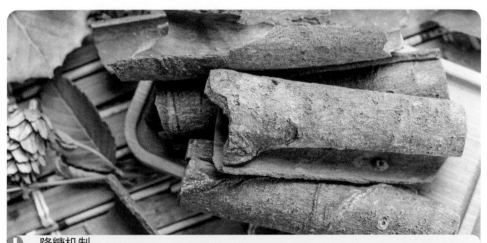

↓ 降糖机制

肉桂含有的麦桂皮挥发油具有降血糖、降血脂的作用。药理学和临床应用表明，肉桂单方及复方具有降低血糖、调节血脂、清除自由基、抗脂质过氧化等作用。

258^招三七

性味：性温，味甘、微苦　　**归经**：归肝、胃经　　**功效**：散瘀止血，消肿定痛，补虚强壮

主治：用于各种内、外出血，胸腹刺痛，跌扑肿痛、痛经、闭经、产后瘀滞腹痛等。

成分：含有人参皂苷和三七皂苷、黄酮类物质、三七素、多种氨基酸、挥发油以及微量元素等。

三七炖排骨

原料：三七根须 4 克，猪排骨 500 克，葱末、姜片、盐各适量。

做法：1. 将三七根须放进水里浸泡约 30 分钟。2. 将猪排骨洗干净，冷水下锅焯烫排骨至水烧开，捞出排骨洗净。3. 将三七根须和排骨冷水下锅，小火煮至排骨熟透，放入葱末、姜片，加适量盐调味即可。

三七粉蒸蛋

原料：三七粉 1 克，鸡蛋 1 个，香油适量。

做法：1. 将三七粉以 45 毫升温水化开备用。2. 鸡蛋打散放入碗里，将化开的三七粉水倒入蛋液中搅拌均匀。3. 碗口覆保鲜膜，以牙签扎数个小孔。4. 蒸锅上汽后，入蒸锅蒸 3~5 分钟，出锅前淋适量香油即可食用。

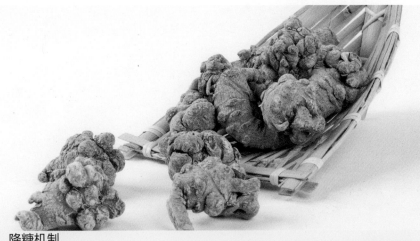

↓ 降糖机制

三七中的多糖和黄酮类物质可降低血糖，三七皂苷具有双向调节血糖的作用。

259^招 沙参

性味：性微寒，味甘、微苦　　**归经**：归肺、胃经　　**功效**：养阴清肺，益胃生津

主治：干咳久咳，肺热咳嗽，口渴咽干。

成分：三萜皂苷、生物碱、黄酮类物质、鞣质、磷脂、香豆素、多糖、多种氨基酸以及微量元素等。

沙参银耳粥

原料：沙参 2 克，银耳半朵，大米适量。

做法：1. 洗净大米和沙参。2. 将银耳泡发，撕成小块。3. 锅中烧热水，水开后将食材一同放入，再次煮开转小火，煮至黏稠即可。

沙参老鸭汤

原料：老鸭半只，沙参 5 克，姜片、蒜、盐各适量。

做法：1. 老鸭洗净，斩件；沙参洗净备用。2. 鸭块冷水下锅焯水，洗净。3. 砂锅注入清水，放入鸭块和沙参，加适量姜片和蒜，盖上盖子。4. 大火烧开后转小火炖制 1 小时，食用前加盐调味即可。

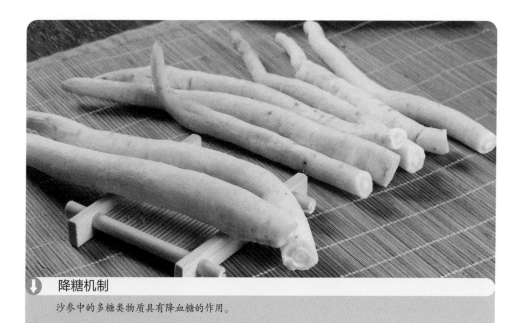

↓ 降糖机制

沙参中的多糖类物质具有降血糖的作用。

260^招西洋参

性味：性凉，味甘、微苦　　**归经**：归心、肺、肾、脾经　　**功效**：益气养阴，清热生津

主治：肺胃阴虚，气阴两亏，咽干口渴，久咳失血，虚热烦倦。

成分：含有多种皂苷、挥发油、树脂、淀粉、糖类、氨基酸和矿物质元素等。

西洋参红枣茶

原料：西洋参 2 克，红枣 5 个。

做法：1. 西洋参切片，红枣对半切开、去核。2. 二者放入养生壶内，加水煮沸后改小火煮约 10 分钟。3. 放至温热即可饮用，饮完可加开水复饮。

西洋参牛尾汤

原料：牛尾 150 克，西洋参 4 克，八角 1 个，生姜片 3 片，花椒、盐各适量。

做法：1. 将牛尾洗净，按骨节切成段，下锅焯水。2. 再将牛尾、西洋参放入高压锅中，加入姜片、八角、花椒，注入清水，炖煮约 40 分钟。3. 炖至牛尾熟，加入盐调味即可。

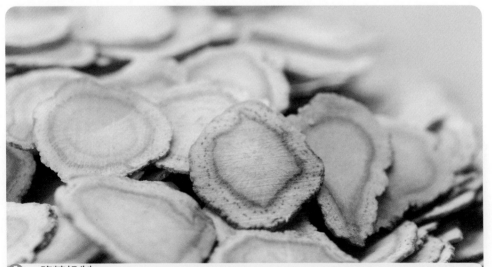

⬇ 降糖机制

西洋参中的皂苷能够提高机体对胰岛素的敏感性，明显改善胰岛素抵抗，调节胰岛素分泌、促进糖代谢和脂肪代谢，对糖尿病有一定辅助治疗作用。

261 招 葫芦巴

性味：性温，味苦　　**归经**：归肾经　　**功效**：补肾，祛寒止痛，润肠

主治：腰膝酸软，遗精尿频，寒积便秘。

成分：含多种生物碱、皂苷，还有黄酮类物质等。

葫芦巴茶

原料：葫芦巴籽 2 克。

做法：1. 将葫芦巴的种子炒香，研磨成粉末。2. 将粉末放入碗中，加适量沸水冲泡 5 分钟后即可饮用。

葫芦巴蒸糕

原料：小米 100 克，面粉 50 克，葫芦巴籽 2 克，酵母粉 2 克，鸡蛋 1 个，枸杞子适量。

做法：1. 小米、葫芦巴籽、鸡蛋放入料理机中搅打成米糊。2. 米糊中加入酵母粉拌匀。3. 将面粉加入到米糊中，拌匀，倒入模具，盖上湿布，醒发至两倍大。4. 醒发好的面糊表面撒上适量枸杞子装饰。5. 蒸锅上汽，大火蒸 30 分钟即可。

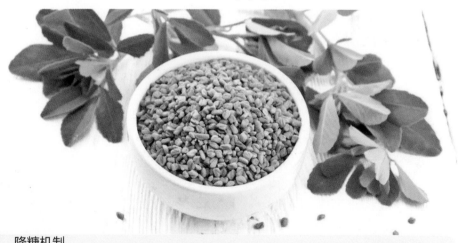

⬇ 降糖机制

葫芦巴可在一定程度上改善胰岛素抵抗，缓解 2 型糖尿病症状。

262^招 罗汉果

性味：性凉，味甘　　**归经**：归肺、大肠经　　**功效**：清热润肺，止咳利咽，滑肠通便

主治：肺火燥咳，咽痛失音，肠燥便秘。

成分：三铁苷类、黄酮类物质、糖类、维生素、多种矿物质等。

罗汉果茶

原料：罗汉果1个。

做法：1. 以清水清洗干净罗汉果的外皮，并对半切开。2. 向茶壶中放入罗汉果，倒入80℃左右的开水，盖上盖子泡5分钟左右即可。

罗汉果润肺汤

原料：罗汉果1个，川贝5克，梨1个。

做法：1. 罗汉果洗净，切成小块。2. 梨无须去皮，用盐适当揉搓，洗净，切块。3. 将准备好的食材全部放入养生壶内，注入清水。4. 大火烧开，转小火慢炖30分钟左右即可食用。

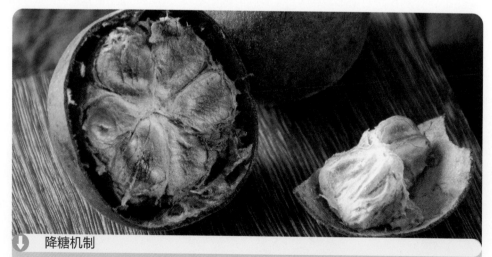

↓ 降糖机制

罗汉果皂苷可降低血糖，通过调节免疫机制，拮抗糖尿病时出现的细胞免疫功能失衡，从而增强机体免疫力，对预防糖尿病并发症有一定的作用。

263^招 玉米须

性味：性平，味甘 　　**归经**：归膀胱、肝、胆经 　　**功效**：利尿消肿，平肝利胆

主治：水肿，小便淋沥，黄疸，胆囊炎，胆结石，高血压病，糖尿病，乳汁不通。

成分：含有皂苷、黄酮类物质、生物碱、有机酸、挥发油、微量元素及多种维生素。

玉米须茶

原料：玉米须 2 克。

做法：1. 玉米须放入锅中，加适量水，大火煮开，转小火煮 2 分钟。2. 取滤筛滤出玉米须渣，将滤好的玉米须水倒入杯中饮用即可。

凉拌玉米须

原料：小玉米 5 根，蒜末、生抽、食用油各适量。

做法：1. 取新鲜的嫩玉米，摘下嫩的玉米须。2. 热水下锅，将玉米须快速地焯烫一下，摆盘。3. 热锅起油，爆香蒜末，加入适量生抽，混合成蒜汁。4. 将调好的蒜汁淋上玉米须上即可食用。

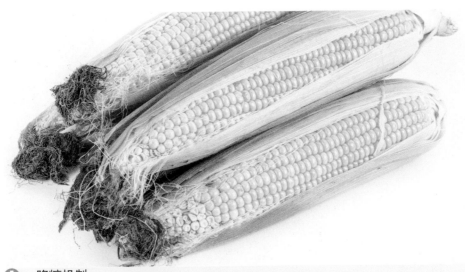

⬇ 降糖机制

玉米须多糖可升高肝糖原肌糖原储备，改善血脂代谢紊乱，调节胰岛素水平。玉米须总皂苷可抑制 α－葡萄糖苷酶活性。

264^招 薄荷

性味：性凉，味辛　　**归经**：归肺、肝经　　**功效**：疏散风热，清利头目，利咽解毒，疏肝解郁

主治：风热头痛、目赤多泪、咽喉肿痛、麻疹不透、风疹瘙痒。

成分：含有薄荷挥发油、黄酮类化合物、多种有机酸、氨基酸等。

薄荷茶

原料：薄荷4克，茶叶5克。

做法：1.先将薄荷叶去杂物，洗净，控干备用。2.茶叶加入壶内，倒入沸水，立刻将壶内茶水倒掉，留茶叶。3.加入薄荷叶，倒入沸水，稍泡几分钟，可多次饮服。

凉拌薄荷

原料：新鲜薄荷叶100克，百香果2个，蒜末、生抽、盐、油各适量。

做法：1.将薄荷叶洗净，百香果取出果肉。2.热锅下油，入蒜末爆香，加入生抽、盐，调成蒜汁。3.将百香果果肉、蒜汁加入薄荷叶中，拌匀装盘即可食用。

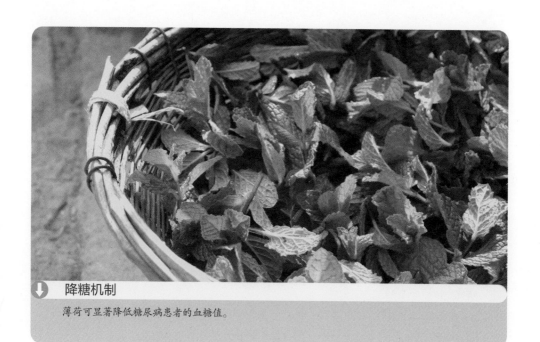

↓ 降糖机制

薄荷可显著降低糖尿病患者的血糖值。

265招 丹参

性味：性微寒，味苦　　**归经**：归心、心包、肝经　　**功效**：活血调经，祛瘀止痛，凉血消痈，清心除烦，养血安神

主治：月经不调，经闭痛经，症瘕积聚，胸腹刺痛，热痹疼痛，疮疡肿痛，心烦不眠。

成分：含有脂溶性二萜类和水溶性酚酸、黄酮类物质、固醇和多种丹参酮等。

丹参茶

原料：干丹参 5 克。

做法：1. 丹参放入养生壶中，加清水 500 毫升，浸泡 5 分钟。2. 大火煮开，转小火慢煮 10 分钟即可饮用。

丹参煲鸡

原料：鸡肉 500 克，山药 80 克，丹参 5 克，姜片、盐各适量。

做法：1. 鸡肉洗净，斩件备用；丹参洗净；山药去皮、切段。2. 高压锅内放入适量水，把洗好的鸡块、丹参、姜片一起放进锅中，炖煮 30 分钟。3. 加入山药继续炖煮 10 分钟，加适量盐调味即可出锅。

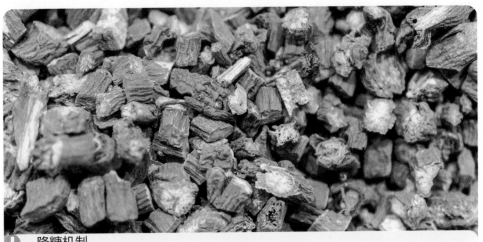

降糖机制

丹参能拮抗血管紧张素，有效降低血液黏稠度，改善微循环障碍，可明显改善糖尿病患者出现的肢体麻木、疼痛等症状，可预防和治疗糖尿病以及糖尿病并发症。

266^招 淡竹叶

性味：性寒，味甘、淡　　**归经**：归心、胃、小肠经　　　**功效**：清热除烦，利尿

主治：热病烦渴，口舌生疮，小便短赤，湿热黄疸等。

成分：含有黄酮类物质、三萜类化合物。

淡竹叶茶

原料：淡竹叶 30 克，西湖龙井 15 克，生姜 6 克。

做法：1. 将淡竹叶、生姜洗净，放入养生壶中用水稍煮，去渣取汁。2. 用汁水泡西湖龙井，即可饮用。

淡竹叶绿豆汤

原料：淡竹叶 10 克，绿豆 30 克。

做法：1. 将绿豆洗净，用清水浸泡 1 小时；淡竹叶洗净，用干净纱布包好，备用。2. 锅内加适量清水，放入绿豆、淡竹叶包；大火煮沸后，改用小火炖煮约 30 分钟。3. 待绿豆熟烂即可饮用。

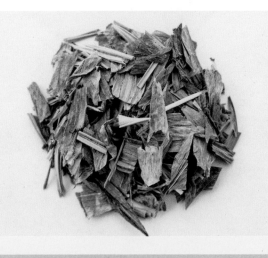

🔽 降糖机制

淡竹叶中的黄酮类化合物可抗氧化、抗菌消炎、降血压、降血脂等。

267^招葛根

性味：性凉，味甘、辛　　**归经**：归脾、胃经　　**功效**：解表退热，生津透疹，升阳止泻

主治：用于外感发热、头痛、高血压、颈项强痛、口渴、消渴、麻疹不透、热痢、泄泻。

成分：含有多种异黄酮类物质、尿囊素、固醇等。

葛粉羹

原料：干葛根 5 克，熟芝麻适量。

做法：1. 将葛根以研磨机磨成粉末（也可买市售成品葛根粉）。2. 葛根粉放入碗中，以小半碗凉开水冲调葛根粉至浓稠。3. 将刚烧开的沸水加入碗中，使得葛根粉成为晶莹透明的状态，用筷子快速搅拌成葛根羹。4. 加入熟芝麻调味即可。

葛根鸡蛋玉米饼

原料：葛根粉 20 克，鸡蛋 1 个，葱花、玉米粒、盐、油各适量。

做法：1. 葛根粉放入碗中，加适量清水调成浆。2. 混合入打散的鸡蛋，调成葛根鸡蛋液。3. 玉米粒洗净，与葱花、盐一起加入葛根鸡蛋液，调成面糊。4. 平底锅倒适量油，放入混合好的蛋糊，煎至两面微黄即可起锅。

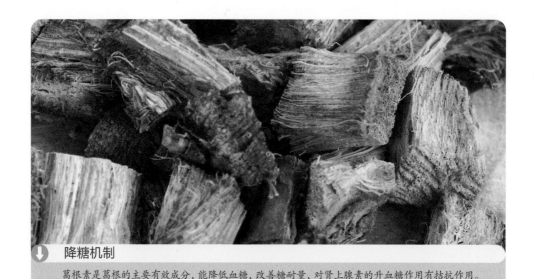

↓ 降糖机制

葛根素是葛根的主要有效成分，能降低血糖，改善糖耐量，对肾上腺素的升血糖作用有拮抗作用。

268^招 菊花

性味：性微寒，味辛、甘、苦　　**归经**：归肺、肝经　　**功效**：散风清热，平肝明目

主治：风热感冒，头痛眩晕，目赤肿痛，眼目昏花。

成分：含有挥发油和萜类、黄酮类化合物、绿原酸等多种化学成分，此外菊花中还含有花苷、丰富的维生素、氨基酸和微量元素。

菊花茶

原料：干菊花 5 朵。

做法：1. 取透明玻璃杯，放入干菊花。2. 加入适量沸水冲泡 2~3 分钟，待茶水呈微黄色时即可饮用。3. 饮用时不用一次喝完，可以留下 1/3 杯的菊花茶，加开水再次饮用。

菊花山楂茶

原料：菊花 10 克，山楂 5 克。

做法：1. 取透明玻璃杯，将菊花、山楂放入茶杯中。2. 用沸水冲泡 3 分钟，加盖闷泡片刻即可饮用。

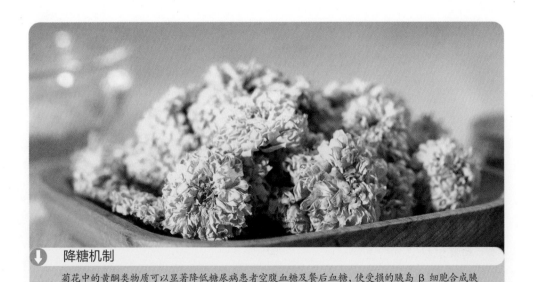

↓ 降糖机制

菊花中的黄酮类物质可以显著降低糖尿病患者空腹血糖及餐后血糖，使受损的胰岛 β 细胞合成胰岛素的功能得到改善。增加肝糖原合成，从而降低血糖。

269^招桔梗

性味：性平，味苦、辛　　**归经**：归肺经　　**功效**：开宣肺气、祛痰利咽、排脓

主治：咳嗽痰多、咽喉肿痛、肺痈吐脓等。

成分：多种皂苷、菊糖、植物固醇等。

桔梗冬瓜汤

原料：冬瓜 150 克，桔梗 9 克，甘草 6 克，盐、油各适量。

做法：1. 将冬瓜洗净、切片。2. 锅中加适量油烧热，放入冬瓜片，稍微煸炒一下，加适量盐。3. 锅中加适量清水，放入桔梗、甘草，煮至冬瓜熟即可。

桔梗拌金针菇

原料：桔梗 150 克，金针菇 150 克，香菜、洋葱、生抽、盐、醋各适量。

做法：1. 金针菇去蒂，撕开，洗净待用；香菜洗净、切段，洋葱洗净、切成细丝。2. 锅中烧热水，焯烫金针菇 30 秒左右，放入冰水中过凉。3. 碗中放入金针菇、桔梗、香菜、洋葱。 4. 加入生抽、醋、盐拌匀即可食用。

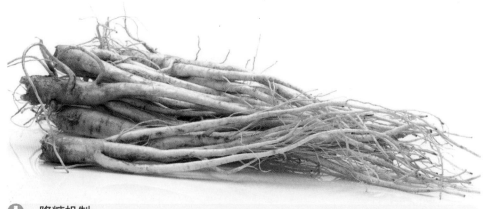

▼ 降糖机制

桔梗可以阻断多糖的分解，防止餐后出现高血糖，还可降低空腹血糖。降低肝糖原的分解，改善胰岛素抵抗，修复胰岛 β 细胞，促使胰岛素分泌。

270^招大蒜

性味：性温，味辛　　**归经**：归脾、胃、肺经　　**功效**：温中健胃，消食理气，解毒杀虫

主治：痈肿疔毒，疥癣，泄泻，痢疾，肺痨，百日咳等。

成分：含有挥发性成分、糖类、肽类、氨基酸、酶类、硫苷类、甾体苷类、维生素、微量元素等。

蒜蓉金针菇

原料：金针菇 200 克，蒜末、油、海鲜酱油、葱花各适量。

做法：1. 金针菇清洗干净，控干水分后摆盘备用。2. 锅中放油，油热后放入蒜末，小火翻炒出香味，再放入海鲜酱油。3. 将做好的蒜末酱汁均匀地倒在摆好的金针菇上。4. 蒸锅烧水，上汽后放入金针菇，蒸 10 分钟。5. 撒上葱花，即可出锅。

蒜蓉金针菇

原料：金针菇 200 克，大蒜 1 头，盐、生抽各适量。

做法：1. 金针菇切掉根部，洗净，把金针菇掰散放盘子里。2. 整头大蒜切掉根部，刀背拍一下，去皮，切碎。3. 锅中放锅烧热后，倒入蒜末、盐和生抽，炒香。4. 蒜末将均匀的洒在金针菇上，上蒸锅蒸 5 分钟即可。

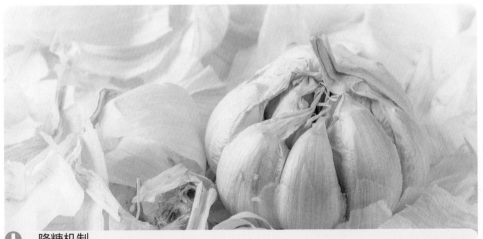

↓ 降糖机制

大蒜中的大蒜素能够降低血糖。生食大蒜可促进胰岛素的分泌，增加组织细胞对葡萄糖的利用，从而降低血糖水平。

271^招马齿苋

性味：性寒，味甘、酸。　**归经**：归肝、大肠经　**功效**：清热解毒，止血凉血，止痢，利尿通淋

主治：痢疾、肠炎、肾炎、便血、乳腺炎等。

成分：含大量去甲肾上腺素和钾盐，还含有多巴胺，马齿苋多糖等。

马齿苋菜饼

原料：马齿苋 100 克，面粉 150 克，油、白胡椒粉、盐各适量。

做法：1. 马齿苋清洗干净，去掉老的根茎，剁碎。2. 将马齿苋加适量盐、白胡椒粉和面粉混合，并加适量水拌匀，成比较稠的面糊。3. 平底锅刷油，放入适量面糊压成饼，小火烙至表面金黄，翻面烙另一面至金黄即可。

马齿苋肉丝汤

原料：马齿苋 150 克，猪里脊肉 50 克，玉米淀粉、生抽、盐、胡椒粉、姜末、蒜、油各适量。

做法：1. 马齿苋择洗干净，猪里脊肉切丝，姜、蒜切末。2. 肉丝里加入生抽和玉米淀粉拌匀。3. 热锅起油，加入姜末、蒜末煸炒出香味。4. 注入适量清水，水开后，加入肉丝煮 2 分钟。5. 加入马齿苋煮 1 分钟，加入盐、胡椒粉调匀，即可出锅。

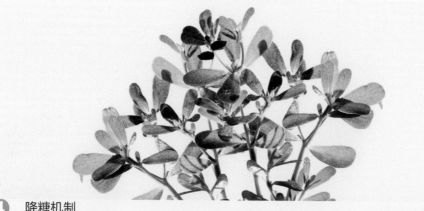

↓ 降糖机制

马齿苋鲜草中含有高浓度的去甲肾上腺素，可刺激胰腺分泌胰岛素，调节人体糖代谢，从而达到降低血糖浓度、保持血糖稳定的目的。

272^招 绿茶

性味：性微寒，味甘、微苦　　**归经**：归心、胃、肺经　　**功效**：清头目，除烦渴，清热解毒，化痰，消食，利尿

主治：头痛，目昏，多睡，思维不清，心烦口渴，食积痰滞，痢疾，小便不利。

成分：儿茶素、茶多酚、茶碱、咖啡因、黄酮类、叶绿素、醛类、脂类、维生素等。

绿茶

原料：绿茶茶叶 3 克。

做法：1. 取玻璃杯，注入开水，放至 80~85℃。茶叶越嫩绿，水温需求越低。2. 将茶叶放入杯中冲泡，静置 2 分钟即可饮用。

龙井虾仁

原料：大河虾 250 克，龙井新茶 1 克，鸡蛋 1 个，料酒、盐、淀粉、油各适量。

做法：1. 虾去虾头、虾壳、虾线，洗净，加入适量盐和淀粉搅拌上浆。2. 茶叶用 50 毫升沸水泡开，茶叶和茶汤备用。3. 热锅刷油，烧至四五成热，放入虾仁，并迅速用筷子搅散，约 15 秒钟后取出。4. 炒锅内留油，倒入茶叶和茶汁，将虾仁倒入锅中。加料酒和适量盐翻炒均匀，即可出锅。

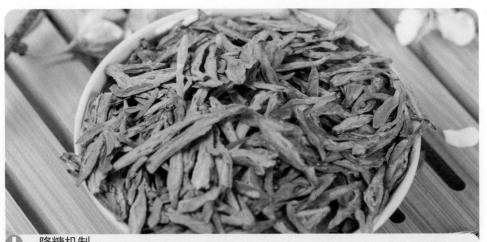

⬇ 降糖机制

绿茶可改善机体的糖耐量，抑制葡萄糖分解，绿茶中的单宁成分还可以延缓机体对糖的消化吸收，因此，绿茶具有降血糖的作用。

273招 苦丁茶

性味：性寒，味甘、苦　　**归经**：归肝、肺、胃经　　**功效**：清热消暑，明目益智，生津止渴，利尿强心，润喉止咳

主治：头痛、牙痛、目赤、热病烦渴、痢疾等。

成分：含有人体必需的多种氨基酸、苦丁皂苷、多酚类、黄酮类、咖啡碱、蛋白质、维生素及锌、锰等微量元素。

苦丁茶

原料：苦丁茶茶叶数粒。

做法：1.取苦丁茶2根，初饮者可从1根开始，以后可逐渐加至2~3根。2.将茶入茶杯中，注入开水，轻轻摇晃茶杯10秒，然后将水倒掉。3.再次将开水倒入茶杯中，每次倒入的开水量一般在150毫升左右，饮用几次后，具体水量可以按个人口味进行增减。

蜂蜜苦丁茶

原料：苦丁茶3克，蜂蜜适量。

做法：1.取苦丁茶入杯中，注入开水，轻轻摇晃茶杯10秒，然后将水倒掉。2.再次加入沸水，待凉后加入蜂蜜搅拌均匀，夏天可冷藏饮用，风味更佳。

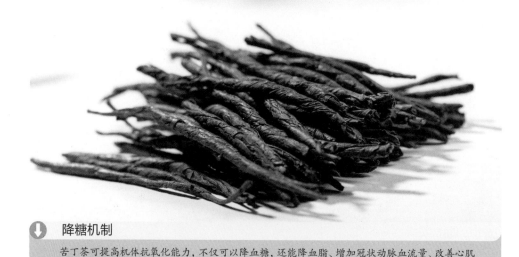

↓ 降糖机制

苦丁茶可提高机体抗氧化能力，不仅可以降血糖，还能降血脂、增加冠状动脉血流量、改善心肌供血、抗动脉粥样硬化等。

274招 大麦茶

性味：性平，味甘　　**归经**：归心、脾经　　**功效**：平胃止渴，消渴除热，益气调中，宽胸下气，消积进食

主治：饮食过度，胸闷腹胀，化炎消胀，调中止泻，清暑生津，除烦解渴等。

成分：含有维生素 A、B 族维生素、维生素 E 和淀粉酶、卵磷脂、矿物质、蛋白质分解酶等。

大麦茶

原料：大麦茶 4 克。

做法：1.将大麦茶放入茶杯，杯中注入 200 毫升沸水。2.静置 3~5 分钟即可饮用。

大麦菊茶

原料：大麦茶 20 克，杭白菊 5 克，枸杞子 3 克。

做法：1.大麦茶洗净，放入养生壶，加水 1500 毫升，大火烧开，转小火慢煮 5 分钟。 2.养生壶内加入菊花、枸杞子继续煮，待水再次煮开，即可饮用。

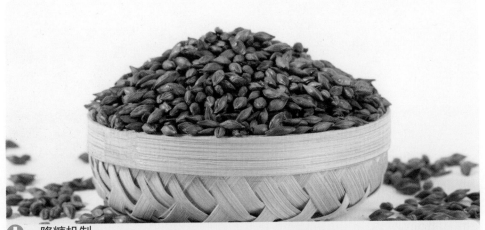

降糖机制

大麦中含有多种氨基酸，能增强人体代谢过程中细胞的修复功能。此外，大麦中的油酸还能合成花生四烯酸，降低血脂。

275^招 黑茶

性味：性平，味苦、甘　　**归经：**归心、脾经　　**功效：**温胃散寒，醒神益思，和胃生津，健脾祛湿，化食消积

主治：腹胀、痢疾、消化不良、便秘等。

成分：儿茶素、茶黄素、茶氨酸、茶多糖。

黑茶

原料：黑茶 5 克。

做法：1. 取陶制茶具，以热水烫洗一遍，如果没有也可用其他茶具。2. 杯中放入黑茶茶叶，注入 200 毫升沸水。3. 盖上杯盖，闷泡 5 分钟即可，喜欢喝浓茶的可延长闷泡时间。

黑茶生姜汤

原料：黑茶 10 克，生姜适量。

做法：1. 取适量生姜片切成丝备用。2. 养生壶中加姜丝，注入清水 500 毫升，烧至沸腾。3. 加入黑茶，至水滚沸后，小火再煮 2 分钟。4. 停火滤渣，饮用即可。

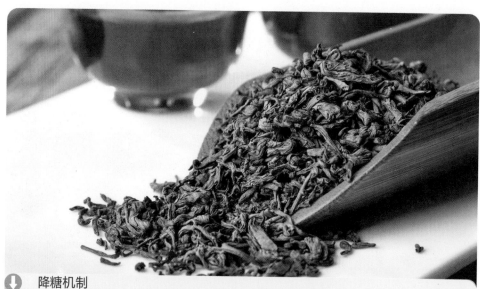

↓ 降糖机制

黑茶中的茶多酚有保护胰岛、刺激胰岛 β 细胞分泌的作用，还可促进肝糖原合成，达到降血糖的目的。

276^招桑葚

性味：性寒，味甘　　**归经**：归肝、肾经　　**功效**：滋阴补血，生津润肠

主治：久病体虚，肝肾阴亏，腰膝酸软，目暗耳鸣，关节不利，肠燥便秘，津亏血少，潮热遗精，糖尿病。

成分：含有游离氨基酸、维生素、矿物质、挥发油、生物碱、黄酮类以及多糖等。

桑葚糯米粥

原料：桑葚干15克，糯米30克。

做法：1.锅中加适量清水，放入桑葚、糯米，煮沸。2.转小火熬至糯米熟烂即可食用。

桑葚茶

原料：桑葚干20粒。

做法：1.杯内放入桑葚干，注入沸水，10分钟后代茶频饮。2.泡开的桑葚可直接吃下去，茶不能隔夜，需当日饮完。3.桑葚干是补品，每天吃不要超过40粒，脾胃虚寒泄泻者忌用。

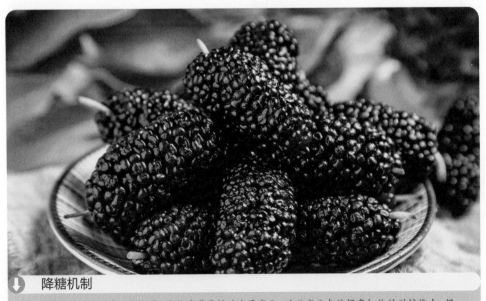

↓ 降糖机制

桑葚中的多糖、黄酮类物质、生物碱是降糖的主要成分，这些成分都能提高机体的耐糖能力，促进胰岛素的分泌，可控制餐后血糖。

277^招 番石榴

性味：性平，味甘、涩　　**归经**：归胃、大肠、肝经　　**功效**：收涩止泻、消炎止血

主治：慢性肠炎、痢疾、小儿消化不良。

成分：含有膳食纤维、维生素、矿物质、氨基酸和果糖、葡萄糖等。

番石榴金橘沙拉

原料：番石榴 1 个，金橘 5 颗，酸梅粉、陈皮粉各适量。

做法：1. 番石榴洗净，切成 5 厘米立方的小块；金橘洗净，对半切开。2. 番石榴与金橘混合，撒上陈皮粉和酸梅粉，翻拌均匀即可食用。

番石榴汁

原料：番石榴 500 克。

做法：1. 番石榴去皮，洗净，切小块。2. 放入果汁机加温开水搅打成汁即可。

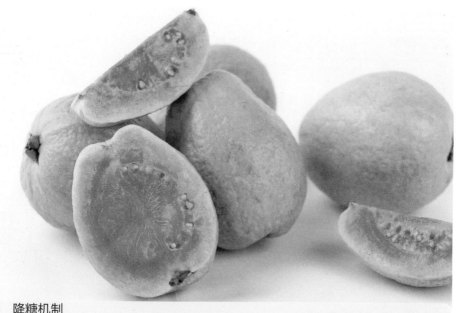

⬇ 降糖机制

番石榴含有的铬元素能改善葡萄糖耐量，降低血糖、血脂，增强胰岛素敏感性。番石榴多糖能有效降低血糖。

278^招 心包经——内关

功效：宁心安神，和胃降逆，理气镇痛。

主治：治疗多种心血管疾病与消化系统病症、心痛、惊悸、胃痛、呕吐、呃逆、健忘、失眠、胸胁痛、癫狂、痫症、疟疾、肘臂疼痛，以及休克、心绞痛、心律不齐、神经衰弱、精神分裂症、癔病、无脉症、高血压等。

定位取穴：在前臂掌侧，腕横纹上三横指^①，掌长肌腱与桡侧腕屈肌腱之间。

按摩保健：坚持每天揉按内关穴 10~15 分钟，可改善风湿性心脏病、冠心病、心肌炎、冠心病、心绞痛、心律不齐等症状。

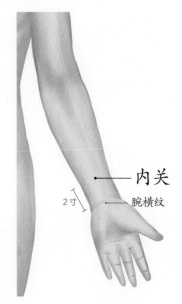

内关

2寸

腕横纹

279^招 三焦经——阳池

功效：清热通络，通调三焦，益阴增液。

主治：消渴、口干、腕痛、肩臂痛、耳聋、疟疾、喉痹、手足怕冷。

定位取穴：在腕背横纹中，当指总伸肌腱的尺侧缘凹陷处。俯掌，于第三、四掌骨间直上与腕横纹交点处凹陷中。

按摩保健：每日用拇指指腹按揉阳池穴 1~3 分钟。可治疗前臂及肘部疼痛、颈肩部疼痛，还可以改善消渴症状。

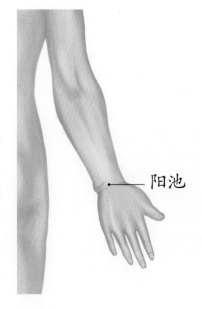

阳池

注①取穴中用到的"指寸定位法"，参见第191页。

280^招 肺经——尺泽

功效：清热利胃，通络止痛，清肺泻火，调理肠胃。

主治：咳嗽、气喘、咯血、鼻衄、潮热、咽喉肿痛、胸胁胀满、口舌干渴、肺炎、支气管炎、支气管哮喘等。

定位取穴：在肘横纹中，肱二头肌腱桡侧凹陷处。

按摩保健：每天按摩 200 下，有泻火降逆的作用。

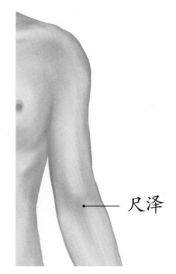

—— 尺泽

281^招 大肠经——合谷

功效：宣泄气中之热，升清降浊，疏风散表，镇静止痛，疏经通络，宣通气血。

主治：头面五官病症、皮肤病症、高血压、高血脂、牙痛、头痛、口干等。还可缓解因中暑、中风、虚脱等导致的晕厥。

定位取穴：在手背第 1、2 掌骨之间，近第 2 掌骨桡侧缘的中点，即俗称的"虎口"处。

按摩保健：每日揉按 1~3 分钟，坚持揉按可降低血压。

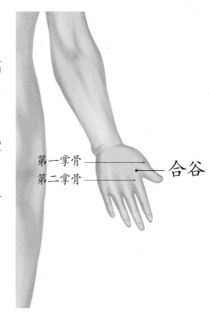

第一掌骨 ——
第二掌骨 —— 合谷

282^招大肠经——曲池

功效：疏风清热，调和营卫。

主治：热病，高血压，皮肤病症，肠胃病症，上肢不遂等。

定位取穴：在肘部，尺泽与肱骨外上髁连接的中点处。屈肘成直角，在肘弯横纹尽头处。

按摩保健：坚持揉按曲池，每月一次，每次200下，可降血压，还能明目、开窍、醒神。

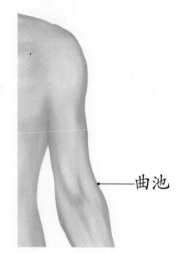

——曲池

283^招肾经——涌泉

功效：苏厥开窍，滋阴益肾，平肝熄风。

主治：足心热痛、头顶痛、眩晕、衄血、舌平、失音、小儿惊风、癫痫、足心热、高血压等。

定位取穴：在足底，屈足卷趾时足心最凹陷处。

按摩保健：经常按摩刺激涌泉，使整个足底发热，可补肾健身，还可改善疲乏无力、神经衰弱。

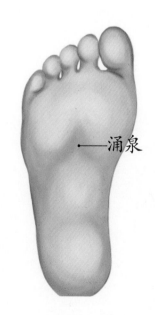

——涌泉

284^招 肾经——太溪

功效：滋阴益肾，壮阳强腰，清热生气。

主治：肾脏病、牙痛、咽痛、头痛、失眠、眩晕、气喘、支气管炎、手脚冰凉、消渴、遗精、阳痿、小便频数、月经不调等。

定位取穴：位于足内侧，内踝后方，当内踝尖与跟腱之间的凹陷处。

按摩保健：每日用拇指指腹按揉太溪穴1~3分钟，对糖尿病并发症高血压患者有降压作用。

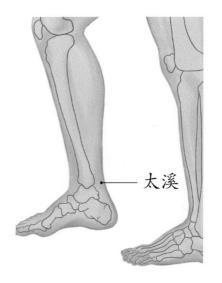

太溪

285^招 膀胱经——昆仑

功效：清头明目、益肾。

主治：足跟痛、头痛、项强、目眩、腰痛、滞产。

定位取穴：在跟腱与外踝之间凹陷处。

按摩保健：每日早晚各按摩1~3分钟，对脚腕疼痛有很好的缓解作用。

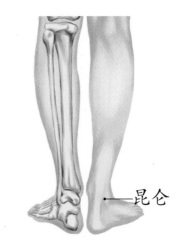

昆仑

286^招 胃经——足三里

功效：调理脾胃、补中益气、通经活络、扶正祛邪、燥化脾湿，生发胃气。

主治：胃痛、呕吐、噎膈、腹胀、泄泻、痢疾、便秘、乳痈、肠痈、水肿、癫狂、虚劳羸弱。

定位取穴：在小腿前外侧，当犊鼻下3寸，距胫骨前缘一横指（中指）。正坐，屈膝90°，手心对髌骨，手指朝向下，无名指指端下方与中指平行处即是。

按摩保健：刺激足三里可治疗消化系统的常见病，对糖尿病、高血压等也有辅助治疗作用。还可促进脑细胞机能的恢复，提高大脑皮层细胞的工作能力。另外，可辅助改善心脏功能，调节心律，提高机体防御疾病的能力。

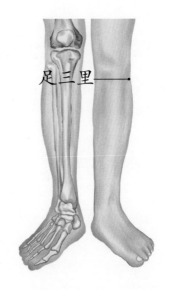

足三里——

287^招 胃经——丰隆

功效：祛痰平喘，通便镇静。

主治：各类痰症、气喘、癫痫、神经衰弱、头痛、眩晕、高血压、便秘、肥胖症、高血脂等。

定位取穴：小腿外侧，外踝尖上8寸，胫骨前肌外缘。先找到足三里，向下量6横指凹陷处即是。

按摩保健：每天敲打两侧的丰隆穴5分钟。中医认为，肥胖多痰湿，而丰隆穴是治痰之要穴。如果糖尿病患者身形肥胖，或者出现咳嗽、痰多时，宜多敲打丰隆穴。另外在丰隆穴处刮痧的效果更好，可促进人体的新陈代谢，从而达到减肥脂、除湿化痰的效果。

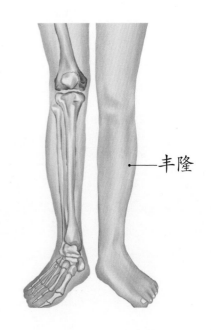

——丰隆

288^招 胃经——天枢

主治：消化系统病症，腹胀、腹泻、便秘等；妇科病症，痛经、月经不调等。

功效：调畅气机，调经止痛。

定位取穴：在腹部，横平脐中，前正中线旁开 2 寸。肚脐向左右三指宽处。

按摩保健：天枢是治疗肠道疾病的常用穴之一，每天坚持按揉天枢，可缓解消化不良、恶心呕吐、胃胀、腹泻、腹痛等症。

禁忌：孕妇禁用。

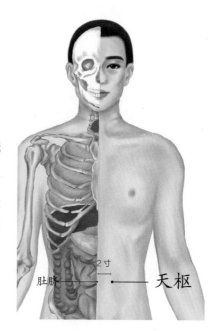

肚脐 ——— 2寸 ——— 天枢

289^招 肝经——太冲

功效：平肝泄热，舒肝养血，清利下焦。

主治：中风、癫狂、头痛、眩晕、肝炎、高血压、目赤肿痛、胁肋胀痛、黄疸、疝气、遗溺、尿闭、遗精、崩漏、闭经、滞产、小儿惊风。现代常用于治疗脑血管疾病、高血压、青光眼等。

定位取穴：第 1、2 跖骨结合部之前凹陷处。

按摩保健：每日按揉太冲穴 1~3 分钟，直到有明显的酸胀感。太冲穴为疏肝解郁常用穴，配合合谷穴治疗各类痛症，治疗头痛、高血压效果较好。太冲穴又称"消气穴"，人在生气后按此穴，有消气作用，可缓解因生气引起的一些疾病。

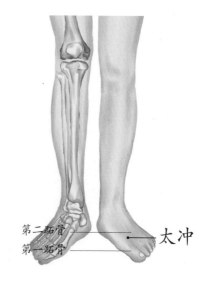

第二跖骨 ——— 太冲
第一跖骨 ———

290^招 胆经——风池

功效：祛风解表、清肝明目。

主治：中风、头痛、眩晕、高血压、外感发热、感冒、颈项强痛等。

定位取穴：项部，当枕骨之下，与风府相平，胸锁乳突肌与斜方肌上端之间的凹陷处。双手掌心贴住耳朵，十指自然张开抱头，拇指往上推，在脖子与发际的交接线各有一凹陷处即是。

按摩保健：每日按揉风池穴 1~3 分钟。风池穴是祛风要穴，治疗中医内外风所致病症。如各种头痛、眩晕、失眠等。另外，风池穴与睛明穴配伍可用于治疗眼疾。

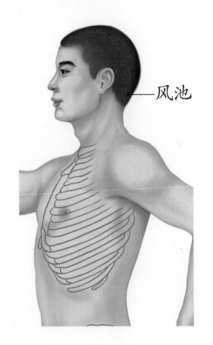

——风池

291^招 胆经——风市

功效：运化水湿。

主治：中风半身不遂，下肢痿痹、麻木，遍身瘙痒，脚气。

定位取穴：在股部，髌底上 7 寸，髂胫束后缘。直立垂手，手掌并拢伸直，中指指尖处即是。

按摩保健：坚持按揉风市，以有酸、胀、麻感为宜，每次 200 下，可治疗中风、半身不遂、下肢麻痹等症。

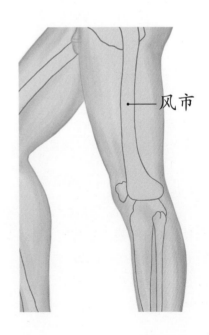

——风市

292 招 脾经——血海

功效：理血调经，健脾除湿。

主治：月经不调，崩漏，经闭。瘾疹，湿疹，丹毒。

定位取穴：屈膝，在大腿内侧，髌底内侧端上 2 寸，当股四头肌内侧头的隆起处。

按摩保健：每日推揉血海穴 3 分钟。多数糖尿病患者的末梢血液循环不畅，而血海穴有引血归经、生血活血的作用。所以每日按摩血海穴，可帮助预防糖尿病合并大血管、微血管病变。

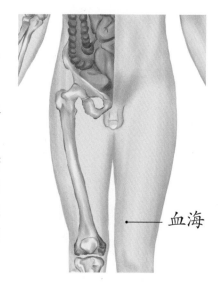

血海

293 招 脾经——大横

功效：调理肠胃、温中祛寒。

主治：腹胀、腹痛、痢疾、腹泻、便秘、高脂血症。

定位取穴：在腹部，脐中旁开 4 寸。

按摩保健：每日早晚按压大横穴 5~10 分钟，可促进肠胃消化，防治腰腹肥胖。因大横穴可调节胃肠功能，所以是糖尿病患者瘦身减肥的重要穴位。

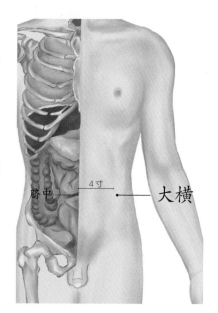

脐中   4寸   大横

294 招 脾经——三阴交

功效：调脾胃，益肝肾。

主治：脾胃虚弱、肠鸣腹胀、完谷不化、月经不调、恶露不行、遗精阳痿、小便不利、失眠心悸。

定位取穴：在小腿内侧，当足内踝尖上 3 寸（4 横指宽），胫骨内侧缘后方。

按摩保健：每日用拇指指腹垂直按压三阴交穴 1~3 分钟。中老年糖尿病患者，最容易出现下肢气血不调、足冰冷不温，此时采用灸法最好，可用艾条或艾炷，对准三阴交穴灸 5~10 分钟。但要注意不要烫伤皮肤。

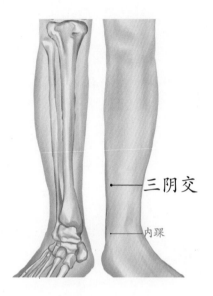

三阴交
内踝

295 招 任脉——关元

功效：培肾固本，调气回阳。

主治：中风脱症，肾虚气喘，遗精，阳痿，腹痛，泄泻，痢疾及尿路感染，功能性子宫出血，子宫脱垂，神经衰弱，晕厥，休克等。并有强壮身体作用。

定位取穴：仰卧位。在下腹部，前正中线上，当脐下 3 寸（4 横指宽）。

按摩保健：每日早晚按压关元穴 5 分钟，刺激关元穴可提高机体免疫机能。

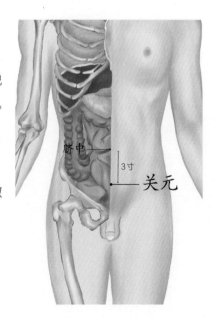

脐中
3寸
关元

296^招 任脉——气海

功效：益气助阳，调经固经。

主治：虚脱，厥逆，腹痛，泄泻，月经不调，痛经，崩漏，带下，遗精，阳痿，遗尿，疝气及尿潴留，尿路感染，肠梗阻等，具有强壮作用。

定位取穴：下腹部，前正中线上，当脐中下1.5寸。

按摩保健：每日早晚按压气海穴5分钟，有降低血压的作用。

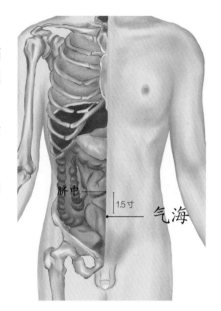

297^招 任脉——中脘

功效：和胃降逆，健脾利水。

主治：一切消化系统病症，胃痛，呕吐，呃逆，反胃，腹痛，腹胀，泄泻，痢疾，疳疾，黄疸，水肿。

定位取穴：在上腹部，前正中线上，当脐中上4寸。

按摩保健：糖尿病患者多为肥胖体质，肥胖又多为体内痰湿瘀阻，痰湿又生于脾，中脘是腑之会，可以燥脾行气、化痰湿、逐痰饮。刺激中脘穴对胃肠功能有调整作用，帮助胃液分泌，促进肠胃蠕动。另外，艾灸中脘穴可降低血糖。

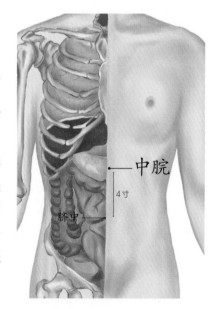

298^招 按摩背部膀胱经

足太阳膀胱经,十二经脉之一,简称膀胱经。本经发生病变,主要表现为头痛、目痛、目黄、泪出、鼻衄、痔疾、癫狂等,以及项、背、腰、骶、大腿后侧、腘窝、腓肠肌、脚部疼痛。

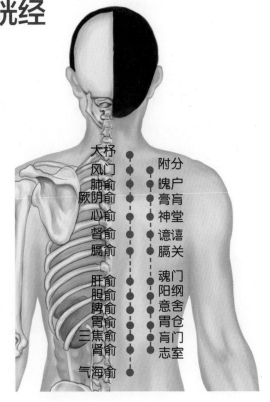

大杼
风门
肺俞
厥阴俞
心俞
督俞
膈俞
肝俞
胆俞
脾俞
胃俞
三焦俞
肾俞
气海俞

附分
魄户
膏肓
神堂
谚譆
膈关
魂门
阳纲
意舍
胃仓
肓门
志室

大杼

功效: 祛风解表,疏调筋骨,宣肺降逆。

定位取穴: 在背部,当第一胸椎棘突下,旁开 1.5 寸。

主治: 各种骨病(骨痛,肩、腰、骶、膝关节痛),发热,咳嗽,头痛鼻塞。

风门

功效: 宣肺解表,疏风清热。

定位取穴: 在背部,当第二胸椎棘突下,旁开 1.5 寸。

主治: 伤风,咳嗽,发热,头痛,项强,胸背痛。

肺俞

功效: 养阴清热,调理肺气。

定位取穴: 在背部,当第三胸椎棘突下,旁开 1.5 寸。

主治: 发热,咳嗽,咯血,盗汗,鼻塞,毛发脱落,痘,疹,疮,癣。

厥阴俞

功效: 疏通心脉,宽胸理气。

定位取穴: 在背部,当第四胸椎棘突下,旁开 1.5 寸。

主治: 心痛,心悸,咳嗽,胸闷,牙痛。

心俞

功效: 养血宁心,理气止痛,通络宽胸。

定位取穴: 在背部,当第五胸椎棘突下,旁开 1.5 寸。

主治: 心痛,心悸,胸闷,气短,咳嗽,咯血,失眠,健忘,癫痫,梦遗,盗汗。

督俞

功效：理气。

定位取穴：在背部，当第六胸椎棘突下，旁开 1.5 寸。

主治：心绞痛，冠心病，胃炎，乳腺炎，腹痛，气喘。

膈俞

功效：宽胸降逆，理血化瘀，调气补虚，调和脾胃。

定位取穴：在背部，第七胸椎棘突下，旁开 1.5 寸。

主治：急性胃脘痛，呃逆，噎膈，便血，咳嗽，气喘，吐血，骨蒸盗汗。

肝俞

功效：疏肝理气，养血明目，潜阳熄风。

定位取穴：在背部，当第九胸椎棘突下，旁开 1.5 寸。

主治：胁痛，黄疸，目疾，鼻衄，癫狂，脊背痛。

胆俞

功效：疏肝利胆，理气解郁，调和脾胃。

定位取穴：在背部，当第十胸椎棘突下，旁开 1.5 寸。

主治：黄疸，口苦，胁痛，肺痨，潮热。

脾俞

功效：健脾利湿，益气和中。

定位取穴：在背部，当第十一胸椎棘突下，旁开 1.5 寸。

主治：腹胀，黄疸，呕吐，泄泻，痢疾，便血，水肿。

胃俞

功效：理气和胃，化湿消滞。

定位取穴：在背部，当第十二胸椎棘突下，旁开 1.5 寸。

主治：胃脘痛，呕吐，腹胀，肠鸣。

三焦俞

功效：通利三焦，疏调水道。

定位取穴：在腰部，当第一腰椎棘突下，旁开 1.5 寸。

主治：水肿，小便不利，腹胀，肠鸣，泄泻，痢疾，膝关节无力。

肾俞

功效：滋阴壮阳，补肾益气，利水消肿。

定位取穴：在腰部，当第二腰椎棘突下，旁开 1.5 寸。

主治：遗尿，小便不利，水肿，遗精，阳痿，月经不调，白带，耳聋，耳鸣，咳嗽，气喘，中风偏瘫，腰痛，骨病。

299^招 常用按摩手法

　　穴位按摩是通过刺激人体特定的穴位，以激发人的经络之气，从而达到通经活络、调整人体机能、祛邪扶正的目的。不同的按摩手法互相配合，可以起到治疗与保健的作用。

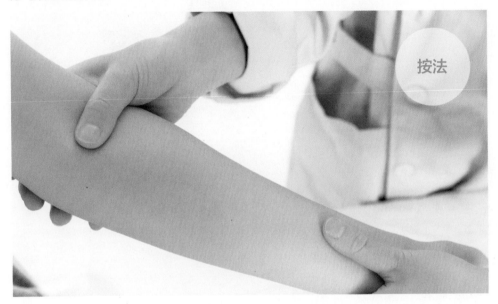

按法

按法：镇静止痛

　　用手指、手掌或肘部在体表的特定部位或穴位上停留一定时间，逐渐用力深压，称为按法。

摩法：散瘀消肿

　　摩，是抚摩的意思。用手掌或多指掌面附着于一定的部位上，以腕关节连同前臂作环形而有节律的轻快抚摩动作，称为摩法。

推法：疏通复位

　　推，是以手向前或向外用力，使物体移动之意。作为一种手法，则是以手指或手掌的某一部位着力，在人体一定部位或穴位上作单方向的直线或弧线移动，称为推法。

拿法：解痉通络

　　拿，是把物体握在手里的意思。用一手或双手拇指与其余四指（或拇、食二指）相对用力捏紧提起施术部位的皮肤、筋肉，称为拿法。

揉法

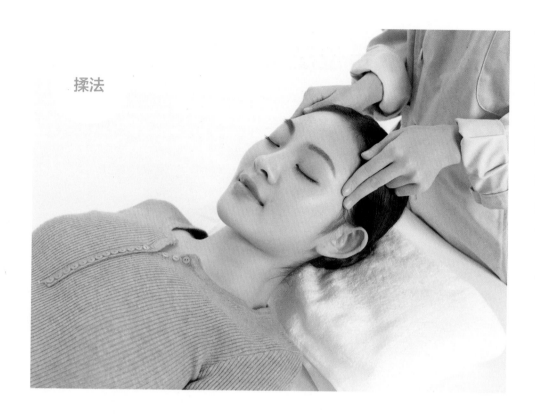

揉法：活散止痛

揉，是以手回旋地按、抚摩的意思。用拇指、多指或手掌（大、小鱼际与掌根）部着力，在一定的部位或穴位上做轻快或沉稳而柔和的回旋动作，以带动该处皮下组织，称为揉法。

滚法：活血散瘀，消除疲劳

用手掌近小鱼际部或除拇、食指以外的掌指关节部着力，在一定的部位上，通过腕关节屈、伸和旋转的连续而有节律的协调动作，使产生的力持续作用于施术部位，称为滚法。

搓法：松散筋骨

用单手或双手掌面着力，在躯干与四肢的某一部位上做用力均匀的快速往返摩擦动作，称为搓法。使用搓法时，以不擦伤皮肤与筋肉温热为度。

拨法：分筋解痉

拨，是推动或挑动的意思。在手法中，用手指或肘尖在一定部位或穴位上，适当用力下压至有酸胀感时，再做与筋肉纤维垂直方向的来回推动，使其从指下或肘下滑脱，称为拨法。

300^招指寸定位法

　　指寸定位法是指患者本人手指的某些部位折作一定分寸用以比量经穴位置的方法，习称"同身寸"。《千金翼方》中说的："以病人指寸量之"，指的就是这种方法。

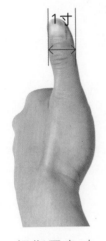

　　拇指同身寸：以自己拇指第一关节的宽度为 1 寸。

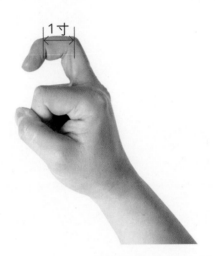

　　中指同身寸：以自己中指指节桡侧两端横纹之间的距离为 1 寸。

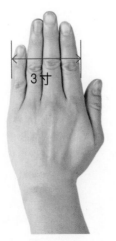

　　横指同身寸：将自己的食指、中指、无名指、小指并拢，以中指中节关节横纹水平为标准，四指的宽度为 3 寸。

图书在版编目（CIP）数据

协和专家教你糖尿病饮食＋运动＋中医调养300招 / 李宁，潘娜
主编 . — 北京：中国轻工业出版社，2025.5
ISBN 978-7-5184-3446-6

Ⅰ . ①协⋯ Ⅱ . ①李⋯ ②潘⋯ Ⅲ . ①糖尿病－食物疗法②糖尿病－
运动疗法③糖尿病－中医疗法 Ⅳ . ① R247.1 ② R587.105 ③ R259.871

中国版本图书馆 CIP 数据核字 (2021) 第 054314 号

责任编辑：张　弘　　　责任终审：高惠京　　　整体设计：奥视读乐
责任校对：朱燕春　　　责任监印：张京华

出版发行：中国轻工业出版社有限公司（北京鲁谷东街 5 号，邮编：100040）
印　　刷：北京博海升彩色印刷有限公司
经　　销：各地新华书店
版　　次：2025 年 5 月第 1 版第 5 次印刷
开　　本：710×1000　1/16　印张：12
字　　数：200 千字
书　　号：ISBN 978-7-5184-3446-6　定价：49.80 元
邮购电话：010-85119873
发行电话：010-85119832　010-85119912
网　　址：http://www.chlip.com.cn
Email：club@chlip.com.cn